Nicole Osterholz

Mehr Zeit für die Pflege!

Ein Workbook für die stationäre Altenhilfe

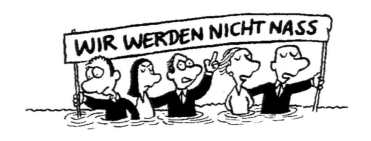

Wenn es uns gut geht,
wollen wir,
dass alles so bleibt, wie es ist.

Und wenn wir nicht wissen, wo die Reise hin geht,
behaupten wir noch möglichst lang,
dass es uns gut geht.

Nicole Osterholz, Altonaer Str. 66, 20357 Hamburg, mail@osterholz-projektmanagement.de

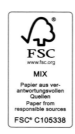

Impressum

Autorin: Nicole Osterholz

Zeichnungen: Werner Tiki Küstenmacher

Herstellung und Verlag: BoD - Books on Demand GmbH, Norderstedt

Das Werk ist einschließlich aller seiner Teile urheberrechtlich geschützt.
Jede Verwertung ist ohne Zustimmung der Autorin unzulässig.
Das gilt insbesondere für Vervielfältigungen, Übersetzungen,
Mikroverfilmungen und die Einspeisung und
Verarbeitung in elektronischen Systemen.

Copyright © 2013 Nicole Osterholz

ISBN 978-3-7322-7998-2

Inhaltsverzeichnis

Ein paar Worte vorweg   5

1. Meine Idee einer besseren stationären Altenhilfe   6

2. Schichtsystem einfach anders? Bestandsaufnahme   10

    2.1 Die Perspektive der Pflegenden   12

    2.2 Die Perspektive der Personaleinsatzplaner (WBL oder PDL)   13

    2.3 Die wirtschaftliche Perspektive - subjektiv und objektiv   13

    2.4 Die Perspektive der Klienten (Bewohner und Angehörige)   14

    2.5 Die arbeitswissenschaftliche Perspektive   15

    2.6 Der Blick über den Tellerrand   15

    2.7 Permanentes Schichtsystem: Für und Wider   16

    2.8 Mehr Zeit für die Pflege mit dem Aufbruch institutioneller Strukturen   17

3. Grundlagen für die teambezogene Selbstverwaltung der Pflegezeit   18

    3.1 Unebenheiten im Personaleinsatz erkennen   19

    3.2 Das Pflegestundenbudget: Ein Praxisbeispiel   21

        3.2.1 Wie viele Stunden steht eine Vollzeitkraft der Pflege tatsächlich zur Verfügung?   22

        3.2.2 Wie hoch ist die Bruttojahresarbeitszeit?   23

        3.2.3 Wie viel Fehlzeit ist abzuziehen?   24

        3.2.4 Wie viele Stellen sind mit der aktuellen Belegung refinanziert?   25

    3.3 Pflege- und Betreuungspersonalbedarf wohnbereichsbezogen planen   26

    3.4 Bewährte Regeln zum verantwortungsvollen Umgang mit der Pflegezeit   31

    3.5 Potentiale nutzen: Vorschlag zum Umgang mit Überschüssen   32

4. Mehr Zeit für die Pflege mit weniger Dokumentation   34

    4.1 Frustquelle Wissenslücken an der Basis – Wie Schulungsmaßnahmen greifen   34

    4.2 Pflegeplanungen auf ein praxisnahes Maß reduzieren   36

    4.3 Ein maßgeschneidertes Handbuch für die Pflegepraxis   37

    4.4 Weitere offene Punkte aus der Frustquelle   39

5. Mehr Zeit für die Pflege durch eine bessere Arbeitsorganisation   40

    5.1 Einsatz von Tourenplänen im stationären Bereich   40

    5.2 Mehr Zeit für die Pflege durch Auslagerung von Aufgaben   41

    5.3 Neuausrichtung der Bezugspflege   42

    5.4 Weitere Energiequellen und Arbeitsorganisationstipps   43

6. Das Pflegestärkungsprogramm für eine selbstbewusste Pflege   44

    6.1 Persönlich weiterentwickeln mit dem Eingangskorb   45

    6.2 Pflegecasting: Das wer-ist-wer in der Pflege   46

    6.3 Umgang mit vermeintlich höheren Mächten   49

Zu mir   52

Ein paar Worte vorweg

„Wenn ich ein Auto oder eine Kamera kaufe, frage ich nicht mehr: Fährt es? Macht sie Bilder? Heute frage ich: Macht es Spaß, etwas zu benutzen? Kann ich eine positive emotionale Bindung aufbauen?"

Design-Philosoph Don Norman im Wirtschaftsmagazin brand eins 07/13, S. 70 ff.

Frage ich Bewohner und ihre Angehörigen, was gute Pflege ausmacht, dann ist der fachliche Standard kein Thema. „Wenn die kleine Dunkelhaarige kommt, dann freue ich mich!" Was macht sie besser als die anderen? „Sie ist so menschlich, so natürlich. Ich mag sie."

Veränderungsbedarfe erfahren wir durch Reflektion, das Ziel wird in der Regel von außen vorgegeben. Es ist mir wichtig, die Gestaltung der Veränderung dann aber dem zu überlassen, der sie tragen wird. Denn die Forderung nach Anpassung soll eine Weiterentwicklung ermöglichen und nicht die Leute in die Flucht schlagen.

Das Krankheitsbild der Demenz fordert unser System heraus und ich sehe darin die große Möglichkeit, die Kernkompetenzen einer Pflegekraft wieder in den Vordergrund zu rücken. Intuition und Kreativität ist grundsätzlich vorhanden in Menschen, die sich für die Arbeit mit alten und verwirrten Menschen bewusst entschieden haben.

Ich wünsche mir eine stationäre Altenhilfe, in der man entspannt pflegen und pflegebedürftig werden darf. Statt in große politische Diskussionen einzusteigen, nutze ich mein Grundbedürfnis „zu handeln" und entwickle Strategien zur Umgestaltung; mit dem, was zur Verfügung steht.

Mit dem Workbook für die stationäre Altenhilfe sind Sie dabei und mittendrin. Ich hoffe, die Inputs & Übungen wissen Sie zu stärken, zu inspirieren und Ihr ganz persönliches Recht auf Mitgestaltung wahrzunehmen. Nehmen Sie sich bitte das, was Sie brauchen oder womit es Ihnen und Ihrem Umfeld langfristig besser gehen wird. Solange es ein Ziel gibt und wir HIN laufen (statt einfach nur WEG), bin ich für Rat & Tat zu haben.

Ich danke Tiki Küstenmacher für die Unterstützung dieses andersartigen Projektes und wünsche Ihnen Spaß, Geduld & Erfolg.

**Wenn eine Idee nicht zuerst absurd erscheint,
taugt sie nichts.**

Albert Einstein

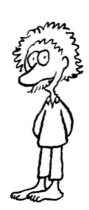

1. Meine Idee einer besseren stationären Altenhilfe

Als Besucherin betrete ich um acht Uhr abends das Foyer einer stationären Pflegeeinrichtung, in der Menschen mit einer fortgeschrittenen Demenz und ausgeprägter Pflegebedürftigkeit leben. Es geht ihnen hier tatsächlich besser als in der eigenen Häuslichkeit. Mein Empfangskomitee besteht aus einer Reihe an alten Damen und Herren, die das einfallende Abendlicht, das Kommen und Gehen der Gäste und das Geplänkel mit der Dame an der Rezeption genießen. Ich werfe ein Blick in das Restaurant: Eine späte pflegerisch begleitete Gruppe von rüstig wirkenden (und doch begleitungsbedürftigen) Herrschaften ist in das familiäre Abendbrot vertieft und genießt die Ruhe nach dem Sturm.

Im Wohnbereich kommt mir eine Dame im geblümten Morgenrock entgegen, sie trägt ein paar Lockenwickler auf dem Kopf. Die Pflegekraft bringt gerade ein Tablett mit Knabbereien in das Wohnzimmer, gleich beginnt eine beliebte Fernsehsendung. Sie strahlt Ruhe und Zufriedenheit aus: Das freie Wochenende liegt vor ihr und wird durch nichts bedroht. Auf dem Rückweg deckt sie liebevoll eine Dame zu, die auf dem Sofa eingenickt ist. Bis um 23 Uhr hat sie Zeit, jeden einzelnen Bewohner seinen Bedürfnissen entsprechend „bettfein" zu machen.

Je nach Tageszeit treffe ich immer die gleichen Gesichter der Belegschaft an. Wenn ich „Schwester Anna" treffen möchte, um den Geburtstag meines Angehörigen zu planen, dann muss ich bis um halb vier anrufen oder vorbei kommen. Ist sie dann nicht da, hat sie frei und dann ist der nette junge Mann oder die große Dunkelhaarige im Dienst und kann mir sagen, wann meine Lieblings-Ansprechpartnerin wieder im Dienst ist.

Meine Hauptansprechpartner sind die Vollzeitkräfte, bei ihnen laufen ganz offiziell alle Fäden zusammen. Aktuell ist jeweils nur eine Vollzeitkraft im Dienst, sie wird stundenweise unterstützt von anderen Pflegekräften, Reinigungskräften, Küchenfeen, Therapeuten, sozialen Diensten und anderen Mitgliedern des multidisziplinären Teams. Diese arbeiten auch in festen Schichten, jedoch nicht zwangsläufig acht Stunden lang.

Trotz dieser Vielzahl an professionellen Köpfen bekommt auch das geschulte Auge kaum etwas von Übergaben und anderen arbeitsorganisatorischen Absprachen mit, denn sie beschränken sich wirklich auf Befindlichkeiten. Selbst die Teilzeitkraft, die nur an zwei Tagen die Woche für zwei Stunden die Abendschicht verstärkt, strahlt Ruhe aus und weiß genau, was von ihr erwartet wird. Denn es sind immer die selben zwei Stunden, die gleichen zu versorgenden Zimmer und vor allem die gleichen Schichtpartner, man spielt sich aufeinander ein. Und Chef ist sowieso der Bewohner. Alle Pflegekräfte haben die Rolle der Begleitung verstanden und angenommen. Sie treten dezent in den Hintergrund, wenn im Moment anderes wichtiger zu sein scheint.

Was man auch nur als Insider weiß: Jeder Wohnbereich hat ein Pflegestundenbudget, dass er selbst verwaltet. Es berechnet sich nach der Anzahl der zu versorgenden Bewohner, deren Pflegestufen und der durchschnittlichen Nettojahresarbeitszeit der Teammitglieder, das heißt gesünderen Teams mit einem guten Pflegestufenmanagement steht mehr Zeit zur Verfügung.

Das Team entscheidet gemeinsam, wie diese Anzahl an täglich zur Verfügung stehenden Pflegestunden verteilt wird, um den individuellen Arbeitsspitzen am besten gerecht werden zu können. Wenn irgendwo eine Stunde mehr gebraucht wird, wird gleich überlegt, auf welche andere Stunde am ehesten verzichtet werden kann oder ob eine Anpassung der Pflegestufen erforderlich ist. Und zwar in erster Linie komplett losgelöst von den eigenen Arbeitszeitvorstellungen; die Bedarfe der zu betreuenden Wohngruppe stehen im Vordergrund. Es wird also festgelegt, welche Dienste mit welcher Stundenzahl zu besetzen sind und dann werden die Dienste untereinander aufgeteilt. Natürlich gibt es ruhigere und unruhigere Tage, die sind jedoch nicht planbar.

Man hat im Laufe der Zeit festgestellt, dass sich die herausgearbeiteten Bedarfe der Bewohner mit denen der Mitarbeiter gut zusammenbringen lassen und sich auch nur selten verändern (höchstens jahreszeitlich verschieben). Wichtig ist die Entscheidungsfreiheit der Teams in der gemeinsamen Verteilung der refinanzierten Pflegestunden und die Entscheidungsfreiheit der einzelnen Pflegekraft in der Wahl, sie legt sich die Dienste sozusagen selbst in den Arbeitskorb.

Das andere Schichtsystem wusste institutionelle Strukturen und Phänomene aufzubrechen, die Menschen mit und ohne Demenz gestört haben. Mit der Verlagerung des Schichtwechsels auf 8 Uhr, 16 Uhr und 24 Uhr verlängert sich die Aufstehzeit von Sonnenaufgang bis Mittag und die Zubettgehzeit von Abenddämmerung bis Mitternacht, daran orientieren sich nicht nur Menschen mit Demenz eher als an Uhrzeiten. Wenn die Mittagsruhe bis nach vier Uhr gehen darf, wird zwangsläufig auch das Mahlzeitenfenster mittags und abends größer.

Die verlängerte Mittagsruhe ermöglicht auch körperlich ein späteres Zubettgehen. Der wie leergefegte Flur abends um halb acht gehört damit der Vergangenheit an, endlich!

Auch wenn der Nachweis der Senkung des Schlaganfall-, Krebs-, und Diabetes-Risikos bei den Pflegekräften vielleicht noch nicht erbracht werden konnte (er ist einfach zu komplex), hat dieses System „die Pflege" doch gesünder gemacht. Mit den festen Arbeitszeiten ist es möglich, regelmäßig zu essen und Sport zu treiben. Auch den Haushaltskassen geht es besser, denn mit festen Arbeitszeiten lassen sich besser Zweitjobs finden.

Mit den verlässlichen Schichtzeiten konnten Pflegekräfte (zurück) gewonnen werden, die aus gesundheitlichen oder familiären Gründen für Wechselschichtsysteme nicht mehr zur Verfügung standen. Menschen, die „nebenbei" ihre Eltern pflegen, kleine Kinder haben oder körperlich nicht mehr in der Lage sind, in Wechselschicht oder in ganzen Schichten oder zu bestimmten Zeiten zu arbeiten, die nach vielen Jahren einfach kaputt sind oder keine Lust mehr haben, sich derart fremd bestimmen zu lassen.

Die Bereitschaft, in Teilzeit zu arbeiten, wuchs mit dem Vertrauen an das neue System und der Arbeitszufriedenheit. Die Arbeitszufriedenheit wuchs wiederum mit dem vertraglich zugesicherten „jedes zweite Wochenende frei" und einer 5-Tage-Woche für die Pflegefachkräfte, die in Vollzeit arbeiten. Die Anzahl der unter Vertrag stehenden „Köpfe" macht flexibel, auch wenn den einzelnen Mitarbeitern Dienste in bestimmten Zeitfenstern zugesichert werden (ein Beispiel: 4 Tage á 3h zwischen 6-11 Uhr, Einsatz am Wochenende ungerader Kalenderwochen).

Vierteljährlich werden die Pflegestunden wohnbereichsbezogen neu berechnet und der Personaleinsatz gemeinsam im Team evaluiert. Das ist kein großer Aufwand, seitdem die Teammitglieder ihr Recht auf Mitgestaltung angenommen haben. Schon zwei Wochen nach der Evaluation des wohnbereichsspezifischen Personaleinsatzes wird der Dienstplan für das nächste Vierteljahr für verbindlich erklärt und ausgegeben. Kurzfristige Ausfälle und andere Lücken werden „ausgelegt" (Dienstag 7-9 Uhr WB 2, Pflegehilfskraft) und einzelne Kandidaten schnappen sich den freigewordenen Dienst, ganz freiwillig und so, wie er ausgelegt wurde.

Das Wunderbare an dieser Vision: Sie ist auf Einrichtungsebene oder sogar Wohnbereichsebene umsetzbar. Ein Weg, der an dem Fachkraftmangel vorbei einfach alle Beteiligten zufriedener macht, kann eigentlich von keinem Betriebsrat gesperrt werden. Kleines Manko: Ohne Veränderungsprozess kommen wir da nicht hin.

Was genau fühlt sich gut an dieser Vision gut an?

_____
_____
_____
_____
_____
_____

Was fühlt sich gar nicht gut an?

_____
_____
_____
_____
_____
_____

Was sind Ihre größten Bedenken?

_____
_____
_____
_____
_____
_____

2. Schichtsystem einfach anders?

Unser Schichtsystem in der stationären Altenhilfe ist etwas, dass ich weder als Altenpflegerin noch als Pflegedienstleitung je in Frage stellte. Mit dem Blick über den Tellerrand veränderte sich jedoch mein Problembewusstsein. Im Laufe der Jahre und Diskussionen ist die Idee einer neuen Ordnung gewachsen und entwickelt sich in Beratungen, Workshops und Klausuren ständig weiter. Jetzt würde ich Sie gerne abholen und mitnehmen; mit Ihnen unsere Zukunft gestalten.

Bestandsaufnahme: Die meisten Einrichtungen der stationären Altenhilfe in Deutschland arbeiten in drei Schichten: Früh, Spät und Nacht. Die Nachtschicht ist in der Regel über acht Stunden lang, meist 9,75h oder sogar 10 Stunden zuzüglich Pause. Durch die längere Nachtschicht sind nur noch ca. 14 Stunden für die beiden Tagschichten über. Bei achtstündigen Tagschichten kommt es zu massiven Überlappungen, das heißt die Spätschicht beginnt lange bevor die Frühschicht Feierabend hat. Kürzere Schichten führen Vollzeitkräfte in die 5,5 bzw. 6-Tage-Woche.

Eingestellt wird das erforderliche Pflegepersonal in Wechselschicht, mit oder ohne Nachtdienst. Die Daseinsberechtigung sogenannter Dauernachtwachen wird seit jeher diskutiert. Fakt ist: Es gibt eine Personengruppe, die das gerne bedient. Dauernachtwachen entlasten den Dienstplan und mit ihnen kann ich auch Personal einstellen, dass mir ausschließlich für den Tagdienst zur Verfügung steht.

Das System hat lange und teilweise auch sehr gut funktioniert. Nur hat sich viel verändert:

- seit Einführung der Pflegeversicherung ist die Anzahl der Pflegepersonen mit der Anzahl der Bewohner und dem Grad der Pflegebedürftigkeit in ein Verhältnis zu bringen.
- Wochenenden sind genauso zu besetzen wie Wochentage. Die ständige Anwesenheit einer Pflegefachkraft ist erforderlich.
- Die Verweildauer der Bewohner wird immer kürzer, viele Menschen kommen nur noch zur Kurzzeitpflege oder in der wirklich letzten Lebensphase und sind lediglich für ein paar Wochen zu versorgen.
- Durch das Aufnahme- und Entlassungsmanagement steigt der Verwaltungsaufwand. Die Dokumentation ist wiederum Grundlage für die Qualitätsprüfung.
- 60-70% der Bewohner stationärer Einrichtungen sind Menschen mit Demenz. Die Fähigkeit der Anpassung nimmt in den meisten Krankheitsverläufen ab. Herausfordernde Verhaltensweisen häufen sich, wenn institutionelle Strukturen mit den Bedürfnissen und Gewohnheiten der an Demenz erkrankten Menschen nicht zusammenzubringen sind. Beispiele: Schlafenszeiten, der Zeitpunkt und die Art der Körperpflege, Essenszeiten.

(für den Fall, etwas außer Acht gelassen zu haben)

Rücken Sie auch gerne Möbel zu Hause? Stellen Sie sich vor: Ihr Heim ist perfekt. Jedes Möbelstück wurde mit viel Bedacht ausgewählt und hat seinen Platz gefunden.

Dann steht ein Umzug an. Weil alles so perfekt war, stellen Sie die Möbel in der neuen Wohnung genau so wie in der alten Wohnung wieder hin. Deswegen müssen Sie sich jetzt am Sofa vorbei quetschen, um in die Küche zu kommen. Kein Dauerzustand, oder?

Mit jedem neuen Rahmen ist eine neue Ordnung zu finden. Und manchmal finden wir sie erst nach mehreren Möbelrückaktionen. Vielleicht ist es auch erst wieder perfekt, wenn wir uns von dem sperrigen Ecksofa trennen...

Es bringt uns nicht weiter, alten Zeiten hinterher zu trauern oder nach Schuldigen zu suchen. Was ganz interessant ist: Schon vor Einführung der Pflegeversicherung, als bald doppelt so viele Pflegepersonen für ein viel weniger pflegebedürftiges und forderndes Klientel zuständig waren, wurde über „zu wenig Zeit" geklagt (bei einem ausgedehnten gemeinsamen Frühstück).

Das Phänomen: Obwohl immer weniger Pflegepersonal für einen steigenden Pflege- und Betreuungsbedarf zur Verfügung steht, wird „die Pflege" immer besser. Offene Druckgeschwüre, Dauerkatheter und Magensonden gehören schon lange nicht mehr zur Tagesordnung. Wir werden immer besser!

Weiterführend ist die Frage, wie wir das System neu bauen würden, wenn wir den Reset-Knopf drücken könnten - mit dem heutigen Wissen, den vorhandenen Rahmenbedingungen und dem anderen Klientel: vor allem Menschen mit Demenz. Weniger abstrakt: Wie können wir das, was uns zur Verfügung steht, anders positionieren, damit es für alle etwas bequemer wird, vielleicht sogar so bequem wie möglich?

Es gibt viele Wirklichkeiten. Jede Perspektive bringt andere Erkenntnisse und hat ihre toten Winkel. Für den ganzheitlichen Ansatz sind also die verschiedenen Perspektiven zu erfassen.

Neugier der Kategorie „echtes Interesse" ist das beste Instrument zur Erfassung aller Schwachstellen und Entwicklung einer passenden Ordnung. Hinterfragen und gerne auch Eindrücke bestätigen lassen ist hilfreich. Absolut hinderlich ist ein zu schnelles „ja ja, kenne ich, brauchst Du mir nicht erklären!"

Es gehört Mut dazu, echtes Interesse zu zeigen. Wenn ich etwas hinterfrage, um es vollständig zu erfassen, riskiere ich...ja, was riskiere ich eigentlich? Es kann sein, dass mein Gegenüber misstrauisch reagiert und das pampig rüberkommt. Warum interessiere ich mich „plötzlich" dafür? Möglicherweise ist es für beide Seiten ungewohnt, das echte Interesse an der Perspektive des anderen. Das lässt sich schnell klären:

„Ich bin auf der Suche nach einer Lösung, die für uns beide okay ist. Dafür brauche ich auch Deine Sicht der Dinge."

2.1 Die Perspektive der Pflegenden

Als gut ausgebildete Pflegefachkraft bestimme ich bei der Wahl meines Arbeitgebers, ob ich in Wechselschicht mit oder ohne Nachtdienst arbeiten möchte. Will ich in Vollzeit arbeiten, dann kann ich das auch, in Zeiten des Fachkräftemangels sitze ich am längeren Hebel.

Grundsätzlich bin ich auf der Suche nach Kontinuität und habe das Bedürfnis, gut zu sein. „Gut" wird in den verschiedenen Einrichtungen unterschiedlich definiert, die Definition jedoch selten ausgegeben. Ein Beispiel: Einen verwirrten Bewohner in den Arm zu nehmen kann genauso gut „empathisch und herzlich" sein wie „distanzlos und unprofessionell".

Stellenbeschreibungen sind zwar vorhanden (Strukturprüfung MDK), werden aber eher selten für die Personalauswahl und -entwicklung genutzt. Bestenfalls ist ihnen eine genaue Aufgabenverteilung sowie die Zuordnung der Verantwortlichkeiten zu entnehmen.

Als Pflegehilfskraft habe ich ein noch größeres Bedürfnis nach Kontinuität und ich würde nicht so schnell einen neuen Arbeitgeber finden. Es gibt nur Teilzeitjobs und die Arbeitsverträge sind in der Regel befristet. Um über die Grenze des Existenzminimums zu kommen, bräuchte ich einen Vollzeitjob oder einen reellen Zweitjob.

Fragen zur persönlichen Reflektion des Ist-Zustandes

In welcher Schicht arbeiten Sie persönlich am liebsten?
Welche Schicht mögen Sie gar nicht?
Wie viele komplette Wochenenden hatten Sie in den letzten drei Monaten frei?
Überlegen Sie sich drei Freizeitaktivitäten, die mit festen Arbeitszeiten endlich möglich wären. 1. 2. 3.
Was wäre unmöglich mit festen Arbeitszeiten? Wie oft kommt das vor? Was wäre dann die Alternative?
Ganz persönlich: Was würden Sie in Ihrem Leben gerne ändern? 1. 2. 3. Und in welchem System wäre das besser möglich? ☐ Wechselschicht   ☐ Dauerschicht

2.2 Die Perspektive der Personaleinsatzplaner (WBL oder PDL)

Als Personaleinsatzplaner im Pflegebereich habe ich ein Budget zu verwalten, dass sich nach Belegungstagen und Pflegestufen berechnet und eine zu beschäftigende Zahl an Stellen vorgibt, von denen 50% ausgebildet sein müssen. Feiertage, Urlaubsansprüche, Fort- und Weiterbildungen und der individuelle Krankenstand werden bei wirtschaftlicher Orientierung bereits in der Sollplanung berücksichtigt.

Als attraktiver Arbeitgeber möchte ich den Mitarbeitern jedes zweite Wochenende frei geben, dazu brauche ich eine bestimmte Anzahl an „Köpfen". Die Zahl der Mitarbeiter, die ich brauche, ist wesentlich größer als die Zahl der refinanzierten Vollzeitstellen. Heißt im Klartext: ich brauche viele Teilzeitkräfte, um vernünftig planen zu können.

<u>Die besondere Herausforderung:</u>
Es gibt einen Altbestand an Vollzeitkräften. Je mehr Vollzeitkräfte ich habe, desto kleinteiliger ist der Rest an Stellen zu verteilen. Das muss man sich erst einmal trauen:

- ☐ einer Pflegefachkraft einen Teilzeitjob anzubieten, wenn sie noch drei andere Bewerbungen am laufen hat oder
- ☐ einer Pflegehilfskraft einen Teilzeitjob anzubieten; mit einem Verdienst, der dazu berechtigt, zusätzlich Hartz 4 zu beantragen.

In beiden Fällen wäre es sinnvoll, einen Zweitjob sowohl zu erlauben als auch den Arbeitnehmer bei diesem Spagat zu unterstützen, durch sehr langfristige und zuverlässige Dienstpläne. In der Realität wird die Erlaubnis nicht gerne ausgegeben, weil die Flexibilität im Einsatz darunter leidet. Bei der Frage „Kannst Du heute nachmittag kurzfristig einspringen?" ist die Antwort „Nein, ich habe woanders Spätdienst" sehr unbeliebt, weil sie anders als die Antworten „Ich muss auf meine Kinder/Enkel aufpassen" oder „Ich bin mit meiner Freundin verabredet" nicht wegzuorganisieren oder schlimmstenfalls auch per Dienstanweisung auszublenden ist.

2.3 Die wirtschaftliche Perspektive - subjektiv und objektiv

Der Fokus meiner wirtschaftlichen Perspektive ruht auf: Können wir uns das noch leisten? Sie ist auch die Perspektive der Gerechtigkeit. Unwirtschaftlich und ungerecht ist es zum Beispiel, für den gleichen Arbeitsaufwand heute fünf Stunden und morgen sieben Stunden zur Verfügung zu stellen. Schichtüberlappungen von mehr als einer halben Stunde sind unwirtschaftlich. Krumme Arbeitszeiten (z.B. 7,7h/Tag) haben nichts mit Bewohnerbedarfen zu tun und sind hoffentlich längst aus-

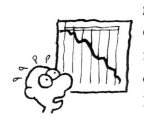

gestorben. Fluktuation und Krankenstand sind extrem unwirtschaftlich, in energetischer und finanzieller Hinsicht. Rechtfertigungen und Erklärungen machen es nicht gerechter oder wirtschaftlicher. Da ich diese Perspektive in der Praxis viel zu selten berücksichtigt finde, enthält dieses Workbook eine Brille zur Erkennung der Unebenheiten und einige Tipps zum Ausgleich.

2.4 Die Perspektive der Klienten (Bewohner und Angehörige)

Als hilfsbedürftiger Mensch schätze ich die Kontinuität. Es gibt Personen in meinem Umfeld, die ich lieber mag als andere; damit habe ich mich mehr oder weniger arrangiert. Ich möchte aber nicht jeden Tag neu um meine Rechte kämpfen. Am besten kann ich mich „auf diesen Zustand" einlassen, wenn ich weiß, dass mein „Versorger" weiß, wie ich meinen Kaffee am liebsten trinke und das ich morgens nicht zugequatscht werden mag.

Als Angehörige bevorzuge ich eine bestimmte Pflegekraft als Ansprechpartner und weiß nie so genau, wann und wie ich sie am besten erreichen kann. Selbst ihre Kollegen müssen erst auf den Dienstplan schauen, um über ihre Anwesenheit Auskunft geben zu können. Ich hoffe, mein Lieblingsansprechpartner bleibt mir „für immer" erhalten.

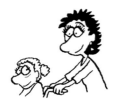

Fragen zur persönlichen Reflektion des Ist-Zustandes - 2. Teil

Welche Kollegen wären bei dem anderen Schichtsystem sofort mit dabei?
Bei welchen Kollegen erwarten Sie die größten Widerstände?*
Welche Reaktionen erwarten Sie seitens der Bewohner?*
Welche Reaktionen erwarten Sie seitens der Angehörigen?*
Welche Reaktionen erwarten Sie von Ärzten, Richtern, Kontrollinstanzen?*

* Tipp: Hinterfragen Sie das direkt! Bisher ist das nur eine These.
50% aller Thesen bestätigen sich in der Praxis nicht.

2.5 Die arbeitswissenschaftliche Perspektive

In Fachzeitschriften wird immer mal wieder von Studien berichtet, die nachweisen wollen, dass das Risiko, an Diabetes und Krebs zu erkranken, bei Menschen, die in Wechselschichtsystemen arbeiten, signifikant höher ist als bei Menschen, die zu festen Zeiten arbeiten. Der Spitzenverband der Deutschen Gesetzlichen Unfallversicherung (DGUV) stellt in seinem Report 1/2012 „Schichtarbeit – Rechtslage, gesundheitliche Risiken und Präventionsmöglichkeiten" die Aussagekraft dieser Studien in Frage. Schichtarbeit habe allerdings deutliche Konsequenzen für das Sozial- und Privatleben. Gesetzlich geregelt sei die menschengerechte Gestaltung der Arbeit. Es werden Empfehlungen ausgesprochen, die weder im üblichen Wechselschichtsystem noch im Dauerschichtsystem vollständig berücksichtigt werden können. Offen gelassen wird, wie diese branchenunabhängigen Empfehlungen mit den Herausforderungen und Grenzen der Praxis zusammenzubringen sind.

Pflegespezifischer wird es in der europäischen NEXT-Studie (Nurses Early Exit Study). Diese benennt den Dreischichtdienst mit Nacht als unbeliebteste Schichtform. „Aber nicht nur Schichtarbeit, sondern auch unregelmäßige Zeiten sowie schlecht kalkulierbare Arbeitszeiten werden von Pflegenden als ein großer Nachteil des Pflegeberufs beschrieben." (Michael Galatsch et al. 2010 in der Zeitschrift „Die Schwester Der Pfleger" 49. Jahrg. 10/10 S. 1019)

Bitte hinterfragen Sie die Perspektiven. Auch ich habe blinde Flecken und bin nicht immer objektiv. Stimmt das alles? Kommen da vielleicht noch ganz andere Aspekte hinzu?

2.6 Der Blick über den Tellerrand

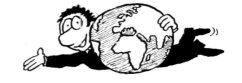

In den Vereinigten Staaten von Amerika und vielen anderen Ländern werden im Pflegebereich keine Stellen, sondern Schichten ausgeschrieben. Die Pflegekräfte arbeiten durchgehend in einer festen Schicht: wahlweise in der Tagschicht oder in der Abendschicht oder in der Nachtschicht. Sie bewerben sich für eine der Schichten, so wie es in ihr persönliches Konzept passt (Familie, Partner, Zweitjob, persönliche Bedürfnisse). Bei Ausfällen und Engpässen verschiebt sich vielleicht mal der freie Tag oder der Einsatzbereich, nicht aber die Arbeitszeit. Sie können sich natürlich jederzeit für eine andere Schicht bewerben.

Die vollen Schichten (also die Vollzeitvariante von 8 Stunden) überlappen sich durch die unbezahlte Pause für eine halbe Stunde. Vereinfacht dargestellt geht der Tagdienst von 8-16 Uhr, der Abenddienst von 16-24 Uhr und der Nachtdienst von 24-8 Uhr.

Es gibt keine „Wohnbereichsleitungen". Jede Schicht hat ihre sogenannte „Headnurse". Wie bei uns gibt es immer jemanden, der „den Hut auf hat": die Schichtleitung. Die Headnurse ist dann sozusagen die Ober-Schichtleitung.

Die von mir befragten Einrichtungen schaffen es, ihren Pflegemitarbeitern verlässlich jedes zweite Wochenende frei zu geben und sind damit als Arbeitgeber deutlich attraktiver als andere, die es nicht schaffen.

Das System ist in meiner Vision klar wiederzuerkennen und doch sind es nur die Rosinen, die ich mir herausgepickt habe. Pflege ist in Amerika um ein vielfaches teurer und deswegen nicht zwangsläufig besser. Die gesetzlichen Rahmenbedingungen sind ganz andere und ein Vergleich bringt uns nicht weiter. Aber was meinen Sie? Bitte visualisieren Sie Ihre Gedanken zum permanenten Schichtsystem.

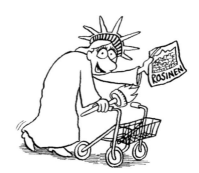

2.7 Permanentes Schichtsystem: Für und Wider

<u>Merkmal:</u> Pflegekräfte arbeiten durchgehend in festen Schichten: Nur im Frühdienst oder nur im Spätdienst oder nur im Nachtdienst. Sie entscheiden sich bewusst für eine Schicht und bewerben sich entsprechend. Und zwar für die Schicht, die am besten in das persönliche Konzept passt (Gesundheit, Vorlieben, Familie, Partner, Zweitjob). Sie sind die Spezialisten ihrer Schicht.

Was spricht dafür?	Was spricht dagegen?
+ Ich könnte wieder Volleyball spielen:-)	-
+ Rückgewinnung von Kollegen?	-
+	-
+	-
+	-
+	-
+	-
+	-

<u>Wie der Weg vom Wechselschichtsystem in ein permanentes Schichtsystem aussehen könnte:</u>

1. Gemeinsam in Klausur gehen, um nach einer kurzen Bestandsaufnahme Strategien für die Verbesserung der Arbeitsbedingungen in der eigenen Pflegeeinrichtung zu entwickeln. Zurück im Alltag die Ideen aus der Klausur verbreiten und in den Köpfen wachsen lassen.
2. Projekt definieren und basisorientiert besetzen (mit denen, die die Veränderungen tragen werden). Zeitliche und personelle Ressourcen dafür zur Verfügung stellen.
3. Das Projektteam entscheidet, welcher Wohnbereich „Vorreiter" sein wird. Ideal wäre der Wohnbereich, der in der Projektentwicklung am stärksten vertreten ist.

Diese Veränderung braucht Zeit und ein starkes Team. In der Krise ist sie zum Scheitern verurteilt.

2.8 Mehr Zeit für die Pflege mit dem Aufbruch institutioneller Strukturen

„Mit der Verlagerung des Schichtwechsels auf 8 Uhr, 16 Uhr und 24 Uhr verlängert sich die Aufstehzeit von Sonnenaufgang bis Mittag und die Zubettgehzeit von Abenddämmerung bis Mitternacht. Wenn die Mittagsruhe bis nach vier Uhr gehen darf, wird zwangsläufig auch das Mahlzeitenfenster mittags und abends größer.
Die verlängerte Mittagsruhe ermöglicht auch körperlich ein späteres Zubettgehen. Der wie leergefegte Flur abends um halb acht gehört damit der Vergangenheit an, endlich!"

<u>Maßnahme:</u> Schichtwechsel verlegen auf 8 Uhr, 16 Uhr und 24 Uhr.

<u>Merkmal:</u> Alle drei Schichten sind gleich lang. Die Frühschicht wird zur Tagschicht und die Spätschicht wird zur Abendschicht. Die Mittagsruhe geht bis um 16 Uhr, die Nacht verkürzt sich. Arbeitsabläufe können von Grund auf neu organisiert werden.

Was spricht dafür?	Was spricht dagegen?
+	-
+	-
+	-
+	-
+	-
+	-
+	-
+	-
+	-
+	-

<u>Hinweis:</u> Die Verschiebung der Schichtwechsel kann vollkommen losgelöst betrachtet werden. Sie können sich gegen ein permanentes Schichtsystem aussprechen und für die Verschiebung der Schichtzeiten, ohne Widerspruch.

3. Grundlagen für die teambezogene Selbstverwaltung der Pflegezeit

Ich hätte gerne mehr Geld zur freien Verfügung. Wenn das Problem „zu wenig Einnahmen und zu hohe Ausgaben" ist, liegt die Lösung auf der Hand: Einnahmen erhöhen und Ausgaben reduzieren. Als erstes überprüfe ich meine Kontoauszüge und suche nach überholten Posten. Da ist zum Beispiel der Jahresbeitrag für den Sportverein, der mich schon seit mindestens einem Jahr nicht mehr gesehen hat. Oder die Zeitung, die unter der Woche viel zu oft ungelesen in die Papiertonne fliegt; ich wusste gar nicht, dass die so teuer ist. Bei dieser Gelegenheit habe ich gerade festgestellt, dass ich Mitglied in einem Automobilclub bin, obwohl ich seit zwei Jahren kein Auto mehr besitze! Reicht das schon? Nein, ich glaube nicht. Da ist ein Posten, der mir im Laufe der Jahre zu dick geworden ist: Der Warmwasserverbrauch! Nachdem ich kurz erwähnt habe, worauf wir zukünftig verzichten müssen, wenn wir alle weiterhin stundenlang duschen, werden einstimmig kürzere Duschzeiten vereinbart. Wir haben schon Ideen, wo dieses Geld anders besser angelegt ist...

Sie hätten gerne mehr Zeit für die Pflege? Okay, arbeiten wir an mehr Zeit für die Pflege. Ansätze, die völlig unabhängig voneinander und von jeder Ebene aus verfolgt werden können:

- ☐ Überprüfung der Dienstpläne (die Kontoauszüge unserer Pflegezeit):
    - ☐ Gibt es unerwünschte Schwankungen im Verbrauch der Pflegestunden?
    - ☐ Woran orientieren sich die Arbeitszeiten? Ist das sinnvoll?
    - ☐ Welche Posten müssten umstrukturiert werden, weil das Ergebnis nicht stimmt?
- ☐ Pflegestufenmanagement: Sind alle Bewohner richtig eingestuft?
- ☐ Pflegesatzverhandlungen: Ist aus den Pflegesätzen nicht doch noch etwas heraus zu holen?
- ☐ Belegungspolitik: Aufnahmen von Pflegestufe 0 und 1 oder doch besser ein paar leere Betten?
- ☐ Der größte Zeit- und Energiefresser: Die Folgen von Personalausfall...

Für den Fall, dass jemand der Meinung ist, dass das nicht Ihre Baustelle sei, eine gute Antwort:

> „Entschuldigen Sie bitte, es geht hier um meine Pflegezeit!
> Und es ist nicht die Aufgabe von irgendjemanden. Es ist jedermanns Aufgabe, nach Schäden, Schwachstellen und Ressourcen Ausschau zu halten und diese zu melden."

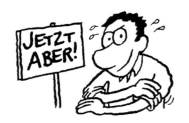

Tipp: Einfach mit dem anfangen, dass den schnellsten Erfolg verspricht. Mit der freiwerdenden Energie lassen sich dann plötzlich auch Posten anfassen, an die man sich zu Beginn nicht herangewagt hätte. Was ist Ihr Favorit?

3.1 Unebenheiten im Personaleinsatz erkennen

"Unwirtschaftlich und ungerecht ist es zum Beispiel, für den gleichen Arbeitsaufwand heute fünf und morgen sieben Stunden zur Verfügung zu stellen."

Bevor wir in die Pflegestundenbudgetberechnung einsteigen, möchte ich für ein Thema sensibilisieren, aus dem in meinen Projekten bisher immer richtig etwas herauszuholen war. Schwankungen und krumme Dienstzeiten sind der pure Luxus, für diese Zeitüberschüsse gibt es bessere Verwendungszwecke an der hungrigen Pflegebasis.

Ich möchte Sie befähigen, selbst diese Unebenheiten zu erkennen. Auch wenn Sie den Hut nicht auf haben, müssen Sie doch keine Augenbinde tragen. Am Beispiel eines realen Projektes zeige ich Ihnen, wo und wie diese Unebenheiten zu finden sind und wie viel Potenzial in ihnen steckt, das an der Pflegebasis sicher besser aufgehoben ist.

Zur Veranschaulichung nehme ich mir die Kontoauszüge der Pflege vor: den letzten Dienstplan. Heraus kommt eine Übersicht der tatsächlich geleisteten Pflegestunden pro Tag und dank Excel lassen sich die Daten mit wenigen Klicks in einem Diagramm darstellen. Auf der Abbildung links ist die Gesamtsumme an tatsächlich geleisteten Pflegestunden in der Einrichtung visualisiert. Rechts sehen Sie einen Ausschnitt der wohnbereichsbezogenen Erhebung.

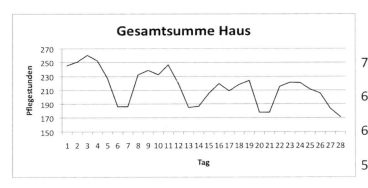

Deutlich zu erkennen sind die Einbrüche an den Wochenenden. Aber auch innerhalb der Woche schwankt der Personaleinsatz erheblich. Donnerstags werden in einem Zusatzdienst Medikamente gestellt, das erklärt die Spitzen. Aber auch ohne diese Spitzen ist keine Kontinuität zu erkennen. Der Verbrauch reduziert sich zum Monatsende. Zweistellige Werte hinter dem Komma weisen auf „krumme" Dienstzeiten hin (hier: 3,65h, 4,65h, aber auch 7,3h am Tag ergeben keine runde Arbeitszeit).

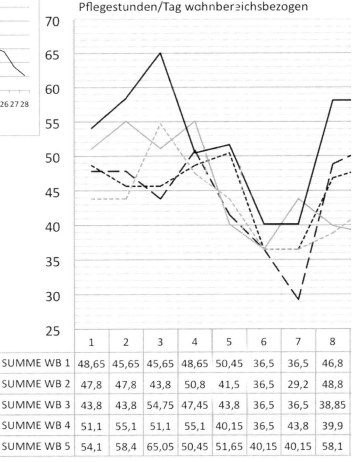

	1	2	3	4	5	6	7	8
SUMME WB 1	48,65	45,65	45,65	48,65	50,45	36,5	36,5	46,8
SUMME WB 2	47,8	47,8	43,8	50,8	41,5	36,5	29,2	48,8
SUMME WB 3	43,8	43,8	54,75	47,45	43,8	36,5	36,5	38,85
SUMME WB 4	51,1	55,1	51,1	55,1	40,15	36,5	43,8	39,9
SUMME WB 5	54,1	58,4	65,05	50,45	51,65	40,15	40,15	58,1

Wie sieht es bei Ihnen aus? Checken Sie Ihren Kontoauszug

Sicher haben Sie eine Regelbesetzung, z.B. drei Mitarbeiter im Frühdienst und zwei im Spätdienst. Wird jeden Tag die gleiche Anzahl an Stunden verplant und geleistet?

Finden Sie es heraus, indem Sie sich den letzten Dienstplan vornehmen und die tatsächlich geleisteten Pflegestunden Tag für Tag zusammen zählen.

KW	Montag	Dienstag	Mittwoch	Donnstag	Freitag	Samstag	Sonntag
Früh							
Spät							
Nacht							
Gesamt							
	Minimum		Maximum		Ø		

KW	Montag	Dienstag	Mittwoch	Donnstag	Freitag	Samstag	Sonntag
Früh							
Spät							
Nacht							
Gesamt							
	Minimum		Maximum		Ø		

KW	Montag	Dienstag	Mittwoch	Donnstag	Freitag	Samstag	Sonntag
Früh							
Spät							
Nacht							
Gesamt							
	Minimum		Maximum		Ø		

So sieht es aus, wenn ich Dienstpläne auswerte: Ich zähle dafür die tatsächlich geleisteten Pflegestunden zusammen (natürlich nur von denen, die zählen; die Stunden der Schülerpraktikantin oder der neuen Kollegin in der ersten Einarbeitungsphase tauchen hier nicht auf). Für interne Zwecke reicht sicher die vereinfachte Variante.

Februar 2010 IST	1	2	3	4	5	6	7	8
	7,3	7,3	7,3	7,3	7,3		7,3	7,3
						7,3	7,3	
	7,3	7,3	7,3	7,3	7,3			7,3
	7,3	7,3	7,3	7,3	7,3		K	
	7,3	7,3	7,3	7,3			7,3	7,3	7,3
	7,3	7,3	7,3		7,3	7,3	7,3	7,3
	3,65	3,65	3,65	3,65	3,65	7,3	7,3	
	5,5	5,5	5,5	5,5		7,3	7,3	
								7,3
		3		3	3			3
Leiharbeit gesamt	N			7,3	7,3			7,3
SUMME WB 1	48,65	45,65	45,65	48,65	50,45	36,5	36,5	46,8
	Fb	Fb	Fb	Fb	Fb		7,3	7,3	8,3
	7,3	7,3	7,3	8,3				
	7,3	7,3			7,3	7,3	7,3	7,3

3.2 Das Pflegestundenbudget

Ziel: Jeder Wohnbereich hat ein Pflegestundenbudget, dass er selbst verwaltet. Es berechnet sich nach der Anzahl der zu versorgenden Bewohner, deren Pflegestufen und der durchschnittlichen Nettojahresarbeitszeit der Teammitglieder.

Dafür müssen drei Antworten gefunden und zusammengebracht werden:
1. Wie viele Stunden steht der Mitarbeiter der „Pflege" tatsächlich zur Verfügung?
2. Wie viele Stellen sind mit der aktuellen Belegung refinanziert?
3. Wie hoch ist der tägliche Mindestbedarf an Pflegestunden?

Wieviel Arbeitskapazität kostet Pflegekapazität?

Wochenstunden	40 h in 5,5 Tagen	Probierspalte 1	Probierspalte 2
Bruttojahresarbeitszeit 2010	2036,70	2036,70	
28 Urlaubstage	226,30	226,30	
9 Feiertage	65,70	65,70	
Bildungsurlaub	36,50	36,50	
Krankheitsbedingter Ausfall	233,60	87,60	
Nettojahresarbeitszeit	1474,60	1620,60	0,00

Eine Vollzeitkraft steht von 2036,7 bezahlten Stunden der Einrichtung tatsächlich nur 1474,6 Stunden im Jahr zur Verfügung.

Personalschlüsselberechnung

Belegung Stand 10.03.2010	WB 1	WB 2	WB 3
Pflegestufe 0	0	0	2
Stellenschlüssel 5,06	0,00	0,00	0,40
Pflegestufe 1	4	1	13
Stellenschlüssel 3,54	1,13	0,28	3,67
Pflegestufe 2	17	20	10
Stellenschlüssel 2,53	6,72	7,91	3,95
Pflegestufe 3	4	4	5
Stellenschlüssel 1,97	2,03	2,03	2,54
refinanzierte Stellen	**9,88**	**10,22**	**10,56**

gemäß der bestehenden Leistungs- und Qualitätsvereinbarung

Täglicher Mindestbedarf Pflege (Stunden/Tag)

	WB 1	WB 2	WB 3
Frühdienst	21		
Spätdienst	14		
WBL-Organisatorisch	0		
Bewohnerassistenten/Küche	6		
Nachtdienst	5,85	5,85	5,85
Ergotherapie 100h	2,86	2,86	2,86
Qualitätsbeauftragte 20h	0,57	0,57	0,57
Pflegedienstleitung 40h	1,14	1,14	1,14
Gesamt Stunden/Tag	**51,42**	**10,422**	**10,422**
entspricht VZK	12,73	2,58	2,58
Abweichung	2,85	-7,64	-7,98

Und so kann das in der Praxis aussehen:

Jeder Mitarbeiter hat Zugriff auf eine Exceltabelle, mit der sich die tatsächlich zur Verfügung stehende „Pflegezeit" jederzeit neu berechnen lässt. So kann er ein Gefühl dafür entwickeln, was wo noch herauszuholen ist oder wo unnötig Pflegezeit in den Sand gesetzt wird. Damit er sich wirklich traut und „das Ding" (die Exceltabelle mit ihren empfindlichen Formeln im Hintergrund) nicht ständig zerschossen wird, sind alle Zellen, die nicht verändert werden sollen, geschützt. Die veränderbaren Zellen, die mit den entscheidenden Informationen gefüttert werden wollen, sind grau hinterlegt.

Diese Tabelle gehört auf den Desktop aller Wohnbereiche und darf gerne zum Spielen einladen.

3.2.1 Wie viele Stunden steht eine Vollzeitkraft der Pflege tatsächlich zur Verfügung?

Eine Vollzeitkraft arbeitet bei uns ____ Stunden/Woche, und zwar in einer ___ -Tage-Woche.

Die Bruttojahresarbeitszeit beträgt _____ Stunden im Jahr 20____.

Für ___ Feiertage bekommen wir in diesem Jahr Freizeitausgleich, das entspricht _____ Stunden.

Wir haben ____ Tage Urlaub im Jahr, das entspricht _____ Stunden.

Fünf Tage Bildungsurlaub stehen uns gesetzlich zu, das entspricht _____ Stunden (auch wenn er nicht geplant ist; hier gilt das Solidaritätsprinzip). Im letzten Jahr hatten wir einen durchschnittlichen krankheitsbedingten Personalausfall von _____ Stunden pro Mitarbeiter.

Berechnung: *Bruttojahresarbeitszeit in Stunden (h)*   2002h
   abzüglich   *Urlaubsstunden*   - 231h (30 Tage à 7,7 h)
   abzüglich   *Feiertags-Freizeitausgleich (h)*   - 69,3h (9 Tage à 7,7h)
   abzüglich   *Bildungsurlaub (h)*   - 38,5h
   abzüglich   *Krankheitsausfall (h)*   - 120,12h
                 = Nettojahresarbeitszeit   =1543,08h/Jahr bzw. 128,6h/Monat

Eine Vollzeitkraft steht von 2002 bezahlten Stunden der Einrichtung tatsächlich nur 1543,08 Stunden im Jahr zur Verfügung.

Die Rechnung für Ihren Bereich:

Wochenstunden	____h in __,__ Tagen
Bruttojahresarbeitszeit 20___	Stunden
____ Urlaubstage	- Stunden
____ Feiertage mit Freizeitausgleich	- Stunden
Bildungsurlaub 5 Arbeitstage	- Stunden
Krankheitsbedingter Ausfall Ø/Vorjahr	- Stunden
Nettojahresarbeitszeit	= Stunden

3.2.2 Wie hoch ist die Bruttojahresarbeitszeit?

Kommt darauf an! Auf die Wochenstundenzahl und ob in einer 5-Tage-Woche oder in einer 5,5-Tage-Woche oder sogar in einer 6-Tage-Woche gearbeitet wird. In vielen Einrichtungen gibt es einen Mix aus alten und neuen Verträgen, mit unterschiedlichen Regelungen. Für den groben Überblick reicht die Mehrheitsregelung, aber natürlich kann man es auch ganz genau machen.

Für die Bruttojahresarbeitszeit werden die Tage des Jahres z.B. in der 5-Tage-Woche von Montag bis Freitag durchgezählt und mit der durchschnittlichen Tagesarbeitszeit multipliziert.

Tabelle Anzahl der Arbeitstage („nicht effektiv", die Feiertage werden später abgezogen)

	der 1. Januar ist ein	der 31. Dezember ist ein	5-Tage-Woche (Mo-Fr)	5,5-Tage-Woche	6-Tage-Woche (Mo-Sa)
2013	Dienstag	Dienstag	261	287	313
2014	Mittwoch	Mittwoch	261	287	313
2015	Donnerstag	Donnerstag	261	287	313
2016	Freitag	Samstag	261	???	314
2017	Sonntag	Sonntag	260	286	312
2018	Montag	Montag	261	287	313

Das Jahr 2013 hat (wie das Jahr 2014 und 2015) 52 Wochen + 1 Werktag.
Das ergibt nach dieser Berechnung
in einer 5-Tage-Woche 261 Arbeitstage,
in einer 5,5-Tage-Woche 287 Arbeitstage und
in einer 6-Tage-Woche 313 Arbeitstage.

Das Jahr 2016 ist ein Schaltjahr und hat einen Tag mehr, in der 5-Tage-Woche aber auch nur 261 Arbeitstage, weil „der Tag mehr" ein Samstag ist und in der 5-Tage-Woche keine Relevanz hat.

Tabelle Bruttojahresarbeitszeiten für das Jahr 2013, 2014 und 2015

Arbeitszeit	5-Tage-Woche	5,5-Tage-Woche	6-Tage-Woche
38,5h/Woche	7,7h/Tag 2009,7h/Jahr	7h/Tag 2009h/Jahr	6,4166h/Tag 2008,42h/Jahr
39h/Woche	7,8h/Tag 2035,8h/Jahr	7,0909h/Tag 2035,09h/Jahr	6,5h/Tag 2034,5h/Jahr
40h/Woche	8h/Tag 2088h/Jahr	7,2727h/Tag 2087,27h/Jahr	6,66h/Tag 2085,66h/Jahr

3.2.3 Wie viel Fehlzeit ist abzuziehen?

Zur Berechnung des durchschnittlichen Krankheitsausfalls werden die tatsächliche Fehlstunden zusammengezählt und durch die Anzahl der Vollzeitstellen geteilt. Am aussagekräftigsten ist die teambezogene Erhebung für die vergangenen 12 Monate.

Beispiel 1: Hugo hat sich vom 10. bis zum 17. des Monats krank gemeldet. Da er nur für den 11. und 12. für jeweils 7 Stunden eingeplant war, sind das 14 Fehlstunden. Margot hat sich für nur zwei Tage krank gemeldet, hätte aber an beiden Tagen gearbeitet, das sind auch 14 Fehlstunden. Hier ist nicht relevant, ob eine Arbeitsunfähigkeitsbescheinigung vorliegt oder nicht.

Beispiel 2: Helga ist schon seit Wochen krank, sie wird gar nicht mehr eingeplant. Zur Berechnung der Fehlstunden wird die vertraglich vereinbarte wöchentliche Arbeitszeit zugrunde gelegt, aber nur, solange sie noch in der Zahlung ist. In der Regel trägt der Arbeitgeber die Kosten für ca. 6 Wochen, dann übernimmt die Krankenkasse/ein anderer Kostenträger.

Tabelle (vereinfacht) zur Erfassung der wohnbereichsbezogenen Fehlstunden durch Krankheit

Name	Stellen-anteil	Januar 2013	Februar 2013	März 2013	April 2013	Juni 2013	Juli 2013	Gesamt
Margot	1,0	0	14	0	0	7	0	21
Helga	1,0	56	154	7	-	-	0	217
Iris	0,8	0	0	0	0	0	0	0
Lars	0,75	7	0	0	7	0	0	14
Anne	0,75	0	0	0	0	0	14	14
Hugo	0,5	0	14	0	0	0	0	14
Pia	0,2	5	0	0	10	5	0	20
Lotte	0,2	3	0	0	6	0	0	9
Gesamt	5,2	71	182	7	23	12	14	309

309 Stunden : 6 Monate = 51,5 Stunden/Monat gesamt,
bei 5,2 Stellen ergibt das ein Ausfall durch Krankheit von knapp 10h/Monat, entspricht 120h/Jahr.

Am genauesten wird es natürlich, den Krankenstand eines Jahres zu erheben, denn jeder Monat hat so seine eigenen Macken. Mein Tipp: Die Tabelle in Excel erstellen und so aktuell wie möglich halten, indem jeder abgerechnete Monat gleich eingepflegt wird. Außerdem ist vor jeden Monat eine weitere Spalte für den Stellenanteil einzufügen, weil der sich ja im Laufe der Zeit ändern kann:

Name	Stellenanteil	Januar	Stellenanteil	Februar	Stellenanteil	März	und so weiter...
Margot	1,0	0	1,0	14	1,0	0	
...	0,5	8	0,5	4	0,5	0	
„Die Neue!"	0	0	0	0	0,8	0	

3.2.4 Wie viele Stellen sind mit der aktuellen Belegung refinanziert?

Pflegestufe	Anzahl der Bewohner	Stellenschlüssel		Vollzeitstellen
0	1	: 12,41*	=	0,08
1	5	: 4,09*	=	1,22
2	15	: 2,41*	=	6,22
3	8	: 1,71*	=	4,68
3+	0	nicht verhandelt*		0,00
Gesamt	29			**12,2**

(*gemäß der bestehenden Leistungs- und Qualitätsvereinbarung)

Bei der aktuellen Belegung sind 12,2 Stellen refinanziert. Da wäre also auf Seite 26 noch ein Planungspuffer von 0,07 Vollzeitstellen, entspricht bei aktueller Lage ca. 9h/Monat.

> „Die Pflege ist dem System nur ausgeliefert, solange sie die Spielregeln nicht beherrscht."

Mit diesem theoretischen Hintergrund (alles nur Zahlen) kann das Spiel mit den Pflegestunden beginnen. Wenn Sie sich bis hierhin durchgearbeitet haben, wissen Sie die Kontoauszüge der Pflege nun auszuwerten. In meinem Eingangsbeispiel wären wir jetzt an folgender Stelle:

Ich weiß jetzt, wie und wo ich Geld einsparen kann und will. Meine Familie duscht aber immer noch stundenlang und das Zeitungsabo sowie die Mitgliedschaft in dem Sportverein und dem Automobilclub laufen weiter.
Eigentlich ist das ja eine schnelle Sache; ein Telefonat, eine Email und ein kurzes Kündigungsschreiben sind im Nu auf dem Weg. Das Zeitungsabo läuft allerdings noch weiter bis zum Monatsende und die beiden Mitgliedschaften gehen sogar noch bis zum Jahresende, es gibt Kündigungsfristen. Das heißt, ich bekomme keinen Cent zurück, das Geld ist ausgegeben. ABER: Nächstes Jahr werden mich diese Posten nicht mehr belasten, dann kann ich € 520 woanders ausgeben. Und wenn wir an dem Duschthema dran bleiben, bekommen wir nächstes Jahr vielleicht sogar eine Rückzahlung!

Was ich damit sagen will: das kann einen Moment dauern, bis der erste Erfolg spürbar wird. Andererseits ist so ein Jahr zum Beispiel auch schnell vergangen (denken wir einfach daran, wie kurz das letzte Jahr war). Was ist die Alternative? Herumjammern, dass die Familie doof und das Geld zu knapp ist? Wem es gefällt...
Für alle anderen geht es jetzt auf unser Spielfeld, es gibt eine Menge Pflegezeit zu gewinnen.

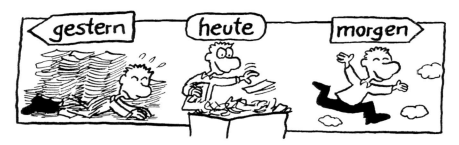

3.3 Pflege- und Betreuungspersonalbedarf wohnbereichsbezogen planen

Für die Personaleinsatzplanung wird ein täglicher Mindestbedarf festgelegt. Dafür werden alle Personen, die aus dem „Pflegetopf" refinanziert werden (da gibt es Unterschiede in den Bundesländern!) in dieser Tabelle aufgeführt. Übergeordnete Stellen wie die der Therapeuten und des Nachtdienstes werden anteilig berechnet (z.B. bei vier gleich großen Wohngruppen durch vier geteilt). Auch wenn eine Stelle nur von Montag bis Freitag im Dienst ist (PDL, QB), wird die (anteilige) wöchentliche Arbeitszeit für diese Rechnung durch sieben Tage geteilt.

Wer aus dem Pflegetopf genau zu refinanzieren ist und wie hoch der Personalschlüssel ist, ist den Rahmenverträgen nach SGB XI § 75 zu entnehmen. Haben Sie keinen Zugriff, werden Sie im Internet fündig mit den Suchbegriffen Pflegeschlüssel, Pflegekennzahlen oder Personalschlüssel.

Was ist der tägliche Mindestbedarf in unserem Bereich? Eine Beispielrechnung:

	Rechnung	Gesamt h/Tag
Frühdienst (z.B. 3 Pflegekräfte à 7 Stunden)	3x7h	21
Spätdienst (z.B. 1 Pflegekraft à 7,5 h + 1 Pflegekraft à 5 h)	7,5h+5h	12,5
Bewohnerassistenten Küche vormittags + nachmittags	3h+2,5h	5,5
WBL für Organisation freigestellt 14h/Woche	14h/7	2
Zuzüglich geplante Mehrstunden: zur wöchentlichen Dienstbesprechung kommt der Spätdienst früher (insgesamt 3,5h), der Frühdienst bleibt länger (1,5h), Pflegeplanungszeit (4h), Extradienst wöchentlich Medikamente stellen (5h)	14h/7	2
Nachtdienst anteilig (2x10h/Tag, 4 Wohngruppen)	(2x10h)/4	5
Sozialer Dienst anteilig (32h/Woche, 4 Wohngruppen)	(32/4)/7	1,14
Qualitätsbeauftragte anteilig (20h/Woche, 4 Wohngruppen)	(20/4)/7	0,71
Pflegedienstleitung anteilig (40h/Woche, 4 Wohngruppen)	(40/4)/7	1,43
Gesamt Pflegestunden	täglich	51,28
	wöchentlich	358,96

Zum Gegenrechnen brauche ich einen monatlichen Durchschnitt, dafür multipliziere ich den wöchentlichen Stundenbedarf mit 52,142 Wochen und teile ihn durch 12 Monate:

$$358{,}96 \times 52{,}142 : 12 = 1559{,}74 \text{ h}$$

Das ergibt einen durchschnittlichen Mindestpersonalbedarf von 1559,74 h im Monat. Dafür bräuchte ich bei einer Nettojahresarbeitszeit von 1543,08h 12,13 Vollzeitstellen refinanziert: $1559{,}74 \times 12 : 1543{,}08 = 12{,}129$

Ein weiteres Beispiel aus der Praxis, dient als Vorgabe für den Dienstplan:

Minimalbesetzung:
Das brauchen wir mindestens, um eine nicht-gefährdende Pflege leisten zu können

Bereich	Minimalbesetzung	+Zusatzbedarf
Tagesgestaltung	Früh: 1x F (6h) Spät: 1x S (8h) + 1x S (4h)	Montag + 1x F6 (Fallbesprechungen +Medikamente) Mittwoch und Donnerstag +2h (Begleitung Visiten, Besprechung)
Kurzzeitpflege	Früh: 1x F (8h) + 1x F (4h) Spät: 1x S (7h)	Mittwoch und Donnerstag +2h (Begleitung Visiten / Besprechung)
Wohnbereich 1	Früh: 1x F (6h) + 1x F (8h) Spät: 1x S (7h) + 1x S (4h)	Montag + 2h (Medikamente) Mittwoch und Donnerstag +2h (Begleitung Visiten / Besprechung)
Wohnbereich 2	Früh: 1x F (6h) + 1x F (8h) Spät: 1x S (7h) + 1x S (4h)	Montag + 2h (Medikamente) Mittwoch und Donnerstag +2h (Begleitung Visiten / Besprechung)
Wohnbereich 3	Früh: 1x F (6h) + 1x F (8h) Spät: 1x S (7h)	Montag + 2h (Medikamente) Mittwoch und Donnerstag +2h (Begleitung Visiten / Besprechung)

Nachtdienst: 1 Pflegefachkraft + 1 Pflegekraft (je 10h)

Qualifikationsanforderungen:
- in den Wohnbereichen gesamt pro Schicht mindestens 2 Pflegefachkräfte (mind. 7h),
- in der Tagesgestaltung mind. 2/3 Fachkraftanteil, mindestens 1/2 Pflegefachkräfte
- rund um die Uhr muss eine Pflegefachkraft im Haus sein.

F=Frühdienst beginnt um 7 Uhr
S=Spätdienst, der späte Spätdienst endet um 21.30 Uhr

Nicht eingerechnet sind 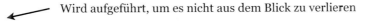 Wird aufgeführt, um es nicht aus dem Blick zu verlieren

- Bürotage für das Evaluieren von Pflegeplanungen (pro WB im Monat mind. 7h)
- Anleitungszeiten für Azubis: jeden Dienstag 1,5h
- Projektarbeit wie Palliativ Care, Einführung Qualitätsmanagement
- Arbeitsgruppen zur Weiterentwicklung der Pflegequalität (Standardentwicklung)
- Fort- und Weiterbildung

Und wie sieht es bei Ihnen aus?

Orientieren Sie sich an den Bedarfen Ihrer Wohngruppe. Bitte bedenken Sie: 32 Pflegestunden lassen sich auf vier, aber auch auf sechs oder mehr Mitarbeiter verteilen. Wie lassen sich die Arbeitsspitzen am besten abdecken?

Das brauchen wir, um eine nicht-gefährdende Pflege leisten zu können:

Bereich	Minimalbesetzung		Zusatzbedarfe
	Früh		
	Spät		
	Früh		
	Spät		
	Früh		
	Spät		
	Früh		
	Spät		
	Früh		
	Spät		

+ Nachtdienst: _____

Qualifikationsanforderungen: _____

Nicht eingerechnet sind: _____

Teambezogene Selbstverwaltung der Pflegezeit: Für und Wider

Merkmal: Pflegekräfte kennen die Grundlagen und Stellschrauben der Personaleinsatzplanung in der Pflege. Sie sind sich ihrer Verantwortung bewusst und gestalten den Personaleinsatz aktiv mit.

Was spricht dafür?	**Was spricht dagegen?**
+ *z.B. die Motivation, selbst zu profitieren von guter Organisation und einem gesunden Team*	-
+	-
+	-
+	-
+	-
+	-
+	-
+	-
+	-

Was bräuchten Sie dafür? Bitte listen Sie auf:

_____

_____

_____

_____

_____

Praxiserfahrungen

„Bei Frau Meier warst doch Du?" „Nee, ich dachte, Du wärest da gewesen!" Jetzt aber schnell...

Mir ist das schon passiert. Den meisten Kollegen ist das im Laufe der Jahre schon mal passiert. Grundsätzlich passiert so etwas an Tagen, die besser besetzt sind als andere Tage.

Das weniger beliebte Gegenbeispiel: Wenn die Besetzung dünner ist als geplant, funktioniert alles ... zumindest reibungslos. Das ist einfach zu erklären: Wenn es richtig eng wird, gehen wir sehr strukturiert vor. Ich habe noch nie gehört, das „Pflege" irgendetwas nicht geschafft hat.

Selbst habe ich an einem Neujahrsmorgen mal einen Wohnbereich mit 42 Bewohnern über Stunden alleine versorgt, inklusive Frühstück vorbereiten. Das ging gar nicht! Aber alle Bewohner hatten etwas gegessen und getrunken, ihre Medikamente erhalten und keiner blieb im Nassen liegen. Ich war fix und fertig und stinksauer auf die Kollegen, die mich haben sitzen lassen, aber ich habe es überlebt und meine Bewohnerschaft auch - sogar schadenfrei.

Diese Erfahrungen sollten die Pflege bestärken, Unruhe durch Schwankungen im Personaleinsatz zu vermeiden. Insbesondere Menschen mit Demenz, aber auch alle anderen Beteiligten werden diese Kontinuität sehr zu schätzen wissen. Das hier ist absolut kein Plädoyer für dünne Besetzung. Das, was refinanziert ist, sollte unbedingt gut angelegt werden (der Verbrauch wird ja auch tatsächlich überprüft und dem Betreiber drohen empfindliche Strafen, wenn er weniger Personal einsetzt als refinanziert wird). Ob es nun viel oder wenig ist: Wenn man genau weiß, was man hat, kann man gut lernen, damit umzugehen. Gleichmässig heißt das Zauberwort. Noch ein Schwank aus meiner aktiven Zeit:

Wir waren immer zu viert im Spätdienst für 40-42 Bewohner zuständig, auf zwei Etagen. Das heißt zwei haben oben gearbeitet und zwei unten und der Dienst war nicht ohne, wir hatten wirklich viel zu tun. Natürlich waren wir immer der Meinung, dass unsere Etage mehr zu tun hat als die andere. Dann kam die Pflegedienstleitung und sagte, zukünftig müssten wir den Spätdienst zu dritt machen, also drei Pflegekräfte für beide Etagen. Ich kann mich noch sehr gut an das Gefühl der Wut und Verzweiflung erinnern, denn es gab wirklich keine Zeitpuffer oder Ruhephasen, die man hätte streichen können.

Ein halbes Jahr später kommt die Pflegedienstleitung hocherfreut in die Übergabe und verkündet, dass sich die Lage stabilisiert habe und wir wieder einen vierten Spätdienst einplanen dürfen. Wir hatten uns allerdings längst arrangiert. Nach wenigen Tagen beschlossen wir einstimmig, dass diese Pflegestunden anders besser zu nutzen sind.

Innerhalb der Einrichtung wagen sich nur die wenigsten an das Thema Personaleinsatz nah genug heran, es sieht so aus wie ein Wespennest. Sind aber nur Bienen und wenn wir gekonnt vorgehen, können wir Honig ernten. Wenn wir ein paar Mal gestochen werden, bringt uns auch das weiter, es lehrt uns den Umgang mit ihnen.

3.4 Bewährte Regeln zum verantwortungsvollen Umgang mit der Pflegezeit

1. Die Dienste beginnen frühestens zum Zeitpunkt der Übergabe und enden spätestens mit der Übergabe. Ausnahme: Teamtag.
2. An einem festen Tag in der Woche kommt der Spätdienst eine halbe Stunde vor der Übergabezeit und der Frühdienst bleibt eine halbe Stunde länger; das ist der Teamtag.
3. Die Übergabe am Mittag hat 30 Minuten Zeit, die Übergabe vom und zum Nachdienst hat je 15 Minuten Zeit.
4. Bestimmte Aufgaben, die sich in den Pflegealltag schlecht integrieren lassen, werden zeitlich und vielleicht auch örtlich ausgelagert.
5. Zeitüberschüsse (die zwei, drei oder sieben hinter dem Komma der Tagesarbeitszeit) werden gesammelt verplant für diese individuellen Sonderaufgaben (jeder hat andere).
6. Für die Wahrnehmung von Sonderaufgaben wird keine Dienstkleidung getragen. Damit ist für alle erkennbar, dass gerade andere Aufgaben Priorität haben.

Finde den Fehler!

Aus einer Bestandsaufnahme:

„Die Mindestbesetzung in den Wohnbereichen besteht aus ... Eine minimal oder maximal zu verplanende Stundenzahl konnte nicht genannt werden. Es wurde aber versichert, dass immer nur so wenig wie möglich eingesetzt wird. Die Tagesarbeitszeit ist abhängig vom Stellenanteil."

Was ist hier das Problem?

☐ Kein Problem. In den Arbeitsverträgen steht eine Wochenarbeitszeit und die Anzahl der Tage, auf die diese zu verteilen ist, daran sind wir gebunden. Fertig.

Das ist die Standard-Antwort. Genau genommen ist das eine Kopf-in-den-Sand-steck-Antwort. Vielleicht sehen Sie den Ausweg gerade nicht oder nur den Fluchtweg. Bitte geben Sie nicht auf! Das ist absolut keine Sackgasse, es geht weiter...

☐ Die Herausforderung besteht aus dem Spagat zwischen den Arbeitsvertragsinhalten und der Leistungsvereinbarung, die dann noch mit den Bedürfnissen der Klienten zusammen zu bringen sind.

Prima, das ist ein guter Ansatz. Kurz zurück zum Beispiel:

Wenn mein Geld knapp ist, sollte ich das Wechselgeld im Supermarkt besser nicht liegen lassen. Obwohl sich bestimmt immer schnell jemand findet, der sich darüber freut.

Genau so ist es mit der „überschüssigen" Pflegezeit. Es findet sich immer jemand, dem das vielleicht sogar gut tut. Aber „die Pflege" hat es einfach nicht über. Genau genommen ist es ja auch nicht unsere Zeit, sondern die Pflegezeit der Bewohner, die wir zu verwalten haben.

3.5 Potentiale nutzen: Vorschlag zum Umgang mit Überschüssen

Das ist wie in der Schneiderei: Überschüsse sind nicht zu vermeiden, aber so klein wie möglich zu halten. Wenn sie doch größer sind, ist zu überlegen, was man damit noch anstellen könnte. Die Entsorgung wäre zu teuer und es wäre schade um das Material.

„Alles, was nicht mehr für unsere Hauptproduktpalette in Frage kommt, wird entsorgt / landet im Flickenteppich!" Viel effektiver und motivierender ist die Frage an die Basis: „Habt ihr eine Idee, was man mit den Überschüssen anfangen könnte?" Wenn ich für eine entsprechende Kultur / Umgebung sorge, dann werden da Ideen kommen, die nicht zu schlagen sind.

Die Ansage lautet: Unsere Dienste werden zukünftig eine null oder eine fünf hinter dem Komma haben. Das bedeutet, mit dem Hauptprodukt alleine kommen Sie nicht mehr auf Ihre Stunden.
1. Wofür würden Sie die Überschüsse / das Zeitfenster gerne nutzen?
2. Wann würden Sie das am liebsten machen?
3. Was wäre das Ergebnis, wie groß wäre das Ergebnis?

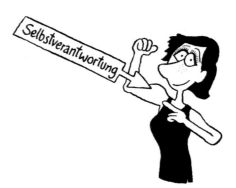

Die Bezugspflegekraft wird bestimmt freudig erregt eine zivile Pflegeplanungseinheit einfordern. Die eine oder andere langjährige Pflegehilfskraft wird Sie aber wirklich zu überraschen wissen. Es geht um Aufgaben, deren Erledigung den Alltag wirklich erleichtern würden, aber im Alltag ständig zu kurz kommen.

<u>Beispiele:</u>

- ✓ *Eine Mitarbeiterin hat sich immer über meine Dienstpläne aufgeregt. Ich schlug ihr vor, die Gestaltung selbst zu übernehmen. Sie macht es toll und seit dem ist Ruhe im Karton. Leitung wollte sie nicht werden, aber den perfekten Dienstplan zu basteln macht ihr Spaß und motiviert sie.*

- ✓ *Eine Mitarbeiterin war scharf darauf, die „öffentlichen" Rollstühle und Gehwagen auf Vordermann zu bringen. Das hätte ich ihr nie zugetraut, dass sie da mit der Werkzeugkiste... Und es ist viel effektiver, als wenn jemand durchgeht und dem Hausmeister eine ellenlange Liste schreibt, was denn da alles zu tun ist. Das Ergebnis „intakter Fuhrpark" freut nicht nur die Angehörigen.*

- ✓ *Die Inkontinenzbeauftragte hat endlich ihr Zeitfenster bekommen, das sie schon lange haben wollte, um diesem Auftrag gewissenhaft nachkommen zu können.*

- ✓ *Eine Aushilfskraft (ohne Überschüsse) reihte sich in die Antragstellung ein; sie hatte sich ein wirklich schönes Beschäftigungsangebot für unsere männlichen Bewohner ausgedacht, für das sie dann auch zusätzlich eingesetzt wurde.*

Wo führt das hin?

Die Verteilung der Verantwortung auf möglichst alle Schultern kann den Krankenstand reduzieren, die Motivation erhöhen, den Stand verbessern, unabhängig machen, Einzelnen die Macht nehmen, das Team stärken...

Wer blockiert diese Entwicklung? Hinterfragen Sie das neugierig! Was ist der Grund?

Es müssen nicht alle den gleichen Weg gehen, um ein gemeinsames Ziel zu erreichen. Wir starten ja auch nicht alle am selben Fleck. Nach Möglichkeit lasse ich die Entwicklung zwar an der Leine, aber mit viel Spielraum laufen. So ist gewährleistet, dass es auch klappt, wenn niemand hinschaut.

Aus einem Projektbericht:

> *„Eine erste Auswertung der Dienstpläne hatte ergeben, dass der Personaleinsatz im Pflegebereich extremen Schwankungen unterlag (siehe Beispieldiagramme S. 19). Daraufhin wurde der Personalbedarf wohnbereichsbezogen festgelegt und die Besetzung in direkten Zusammenhang mit der Belegung, den Pflegestufen und dem aktuellen Krankenstand gebracht. Die Wohnbereichsleitungen hatten es damit in der Hand. Es war an ihnen, Höherstufungsanträge zu stellen, ferner aber auch Pflegeplätze zu verkaufen, Mitarbeiter zu binden und gesund zu erhalten. Die Teams der Wohnbereiche gingen mit dieser neuen Erfahrung sehr unterschiedlich um:*
>
> *Der Wohnbereich 5 hat die Besetzungsvorgaben in seinem Bereich rasch umgesetzt und sich offensichtlich damit arrangiert, trotz deutlicher Reduktion (im Durchschnitt 6 Pflegestunden pro Tag).*
>
> *Der Wohnbereich 3 hat zahlreiche Höherstufungen erwirkt (im März waren 10,56 Stellen refinanziert, im September 12,93 Stellen), zusätzlich steht ihm eine eigene Betreuungskraft nach §87b zu. Ab Oktober wird dementsprechend mehr Personal eingesetzt.*
>
> *Der Wohnbereich 4 zog es erst einmal vor, „den Kopf in den Sand zu stecken", mit dem Argument, er habe ja eh nicht mehr Personal, was er einsetzen könne. Die Bewohner bekämen natürlich trotzdem die Pflege, die sie bräuchten. Mit einem Seitenblick auf den Wohnbereich 3 wurden nun aber doch fünf Höherstufungsanträge gestellt..."*

So unterschiedlich gehen die Teams damit um. Es funktioniert einfach am besten, wenn ich ihnen das Ziel vorgebe und auf Anfrage gerne mit Rat und Tat beiseite stehe. Hätte ich sie alle auf den gleichen Weg zu drängen versucht, wäre die Veränderung nicht nachhaltig gewesen. Es hat ein paar Monate gedauert und seitdem funktioniert es wunderbar.

Machen Sie Zahlen zugänglich aus einer Simplify-your-life-Newsletter, VNR-Verlag

Wissen ist Macht - das hält Jack Stack, Chef der SRC Holding, für die größte Lüge im Geschäftsleben. Aus dem irrigen Glauben daran halten Mitarbeiter Informationen zurück, anstatt sie allen zur Verfügung zu stellen. „Wer nicht sagt, was er weiß, lügt auch. Und dadurch wird er nicht mächtig, sondern schwach." In Stacks Firma sind die aktuellen Verkaufszahlen, der Gewinn und alle Daten für alle zugänglich. „Wissen ist nicht Macht, sondern eine Bürde. Wenn Sie Wissen teilen, teilen Sie auch die Belastung."

4. Mehr Zeit für die Pflege mit weniger Dokumentation

Der Wunsch „mehr Zeit für die Pflege" ist in vielen Fällen mit dem Bedürfnis nach „weniger Pflegedokumentation" verbunden, deswegen darf das Thema hier natürlich nicht fehlen. Die vorgestellten Ansätze sind wie immer unabhängig voneinander zu verfolgen und unabhängig vom Dokumentationssystem. Ich schlage eine Richtung vor und zeige Wege, eine Empfehlung für ein bestimmtes System wird es nicht geben. Aus einem einfachen Grund: An dem Dokumentationssystem selbst ist noch keine Einrichtung gescheitert. Es ist davon auszugehen, dass alle auf dem Markt verfügbaren Dokumentationssysteme den gesetzlichen und fachlichen Vorgaben gerecht werden – bei sachgemäßem Umgang. Ich will nicht immer alles umkrempeln, hier ist seit jeher meine Empfehlung: Bleibt beim Alten und macht das Beste draus.

In den seltensten Fällen wird zu wenig dokumentiert, oft aber an der falschen Stelle. Die EDV-gestützte Pflegedokumentation lädt zu mehr Dokumentation ein: Der Platz ist nicht so eingeschränkt wie auf Papier und die Akte platzt auch nicht aus den Nähten, wenn noch ein und noch ein und noch ein „Blatt" hinzugefügt wird, das System wird höchstens langsamer.

Das größte Manko in beiden Dokumentationsarten, für das am meisten Kritik eingefahren wird: Keine einheitliche Vorgehensweise. Die Informationen müssen von Fall zu Fall zusammengesucht werden und das kommt besonders bei einer Qualitätsprüfung nicht gut an. Aber auch im normalen Pflegealltag haben wir nicht die Zeit zum Suchen. Zusätzlicher Frust entsteht,

1. wenn Mitarbeiter, die an der Basis arbeiten, nicht wissen, wie es geht; warum auch immer. Schulungsmaßnahmen greifen nicht.
2. wenn Änderungswünsche am Dokumentationssystem zwar anzumelden sind, in der Weiterentwicklung aber offensichtlich nicht berücksichtigt werden. Es entsteht das Gefühl, nicht ernst genommen zu werden.
3. wenn es an Kontinuität fehlt. Kaum ist für Einheitlichkeit gesorgt, kommt wieder eine Ansage von oben, wie es jetzt wieder anders zu machen ist.
4. wenn die Forderungen der fachlichen Leitung nicht hinterfragt werden dürfen. Beispiel: Ein zeitaufwändiges Assessment soll weiter durchgeführt werden, obwohl der Expertenstandard evidenzbasiert darstellt, dass es keinen Nutzen hat.

4.1 Frustquelle Wissenslücken an der Basis – Wie Schulungsmaßnahmen greifen

„Frau Osterholz, die Mitarbeiter lügen/wollen mich wohl in die Pfanne hauen! Ich kann Ihnen anhand der Teilnehmerlisten beweisen, dass sie zig Mal genau zu diesem Thema geschult worden sind." Ein Zitat, dass mir schon mehrfach in der Beratung über den Weg gelaufen ist.

Die Wahrheit: Die Mitarbeiter wurden etliche Mal geschult und fühlen sich dennoch unwissend. Sie sind sozusagen zehn Mal durch den Laden gegangen oder wurden durch den Laden geführt, aber es hat einfach nichts gepasst. Das Angebot hat sie nicht angesprochen oder inspirieren können und selbst wenn das eine oder andere mitgenommen wurde, hat es nicht den Weg in den Alltag geschafft.

> „Probleme werden kleiner, wenn man sie unter die Lupe nimmt!"

Was genau ist das Problem? Hat es mit der Schulungsperson zu tun? Oder mit der Art der Schulung? Gibt es ein Schulungskonzept? Ist nachvollziehbar, was geschult wurde? Enthält die Schulung neben technischen Details auch die erforderlichen fachlichen Vorgaben?

Fragen & Tipps, um den Frust in Lust zu verwandeln (oder wenigstens in die Richtung!)

<u>Wer kann die Inhalte am besten rüberbringen, so das der Funke überspringt?</u>
Es sollte jemand sein, der die Pflegebasis und den Pflegealltag genauso gut kennt wie die fachlichen Vorgaben. Jemand, der das einfach rüberbringt und sich nicht verzettelt. Jemand, der Lust auf Dokumentation hat und andere dafür zu begeistern weiß. Jemand, den man auch im Alltag gerne fragt, wie es geht. Den gibt es schon, den müssen Sie nur entdecken.

Anti-Tipp: Der Vertreter des Anbieters (schlimmstenfalls ein Programmentwickler) ist wahrscheinlich die teuerste, aber auch die schlechteste Schulungsperson.

<u>Wann und wo lässt sich am besten schulen?</u>
Vor dem Dienst ist besser als nach dem Dienst. Mehrere kurze Einheiten sind besser als eine lange Einheit. Schulungen sollten prinzipiell nicht in Pflegezeiten reinragen.

Anti-Tipp: 90 Minuten zwischen Früh- und Spätschicht im Dienstzimmer, gestört von Klingeln, Ärzten, Angehörigen und Bewohnern, die sich alle freuen, dass Sie so gut besetzt sind und jetzt sicher etwas Zeit haben. Der Spätdienst sitzt auf Kohlen (wenn überhaupt genug Sitzgelegenheiten vorhanden sind) und überlegt fieberhaft, wie er die fehlende Zeit wieder aufholen kann. Der Frühdienst ist einfach nur müde, bis ihm einfällt, was er in der Eile alles vergessen hat.

<u>Wie können die Inhalte am besten rübergebracht werden?</u>
In überschaubaren Gruppen. Das schwächste Glied setzt sich an die Dokumentation. Es wird die reale Pflegedokumentation bearbeitet. Zu Beginn wird das Ziel dieser Schulungseinheit klar und verständlich benannt (Beispiel: Wenn wir hier in einer Stunde fertig sind, wissen wir alle, wann, wie und von wem das Wundprotokoll zu führen ist). Es wird gemeinsam erarbeitet.

Anti-Tipp: Alle Mitarbeiter werden in Stuhlreihen platziert und frontal belehrt.

<u>Wie finden die Schulungsinhalte in den Pflegealltag?</u>
Ideal ist es, das Gelernte so schnell wie möglich ein paar Mal in der Praxis anzuwenden, dann ist es drin. Insbesondere bei nicht-alltäglichen Aufgabenstellungen ist es wichtig, die Schulungsinhalte nachvollziehen zu können, z.B. anhand eines Handouts, dass man sich daneben legen kann - und mit dem die Schulungsinhalte ja auch verbindlich werden. Siehe hierzu auch „Handbuch..." S. 37.

Anti-Tipp: Handout sparen und nach der MDK-Prüfung das diskutieren anfangen, ob es so oder so in der Schulung gesagt wurde.

4.2 Pflegeplanungen auf ein praxisnahes Maß reduzieren

Pflegeplanungen wollen nicht nur geschrieben, sondern auch gelesen und evaluiert werden. Tipps:

- Einigen Sie sich auf eine Hand voll Lebensbereiche, die immer geplant werden müssen, mit und ohne Probleme, in Kurz- und Langzeitpflege, Pflegestufe 1 bis Härtefall.
  Einfache Faustregel für alle anderen Bereiche: „Wo kein Problem, da keine Planung!"

- Reduzieren Sie auch hier Ihre Vorgaben auf „was der MDK wirklich fordert" und „was wirklich pflegerelevant ist". Dafür ist es hilfreich, die Anforderungen von Prüfinstitutionen zu verstehen. Meist steht da eine positive Erfahrung, wenn nicht sogar wissenschaftliche Erkenntnis hinter.

- Wirklich NIE etwas doppelt dokumentieren (Sage niemals nie! Ausnahme hier: Sie wollen Fehlerquellen produzieren). Arbeiten Sie mit Querverweisen. Warum? Wenn es sich ändert, wird es meist nur an einer Stelle angepasst. Denken Sie daran: Sie sind nicht allein.

- Einigen Sie sich auf ein Hauptziel und legen damit die Ausrichtung und den Schwerpunkt der Pflege fest. Es sollte nicht in einem der Lebensbereiche versteckt werden, sondern in der Titelzeile der ganzen Pflegeplanung stehen. Formulieren Sie es so, dass es für jedermann verständlich ist.

- Legen Sie fest, wie lang eine (ausgedruckte) Pflegeplanung maximal sein darf. Besonders in der EDV ist es verlockend, immer neues Material hinzuzufügen. Spätestens wenn das Limit erreicht ist, werden neue Informationen nur noch mit veralteten/unwichtigeren Informationen ausgetauscht.

Wie lautet Ihr Ziel in Sachen Pflegeplanung? An was oder wem orientiert es sich?

- ☐ Bewohnerorientiert: Unsere Pflegezeit gehört den Bewohnern, Pflegeplanungen werden zu Hause in der Freizeit geschrieben.

- ☐ Mitarbeiterorientiert: Die Pflegeplanungen sind so geschrieben, dass selbst fremde Pflegekräfte die Pflegesituation innerhalb weniger Minuten erfassen und den Bewohner dann so versorgen können, wie es auch die Bezugspflegekraft tun würde.

- ☐ MDK-orientiert: Wir schreiben Pflegeplanungen nur für den MDK. Das ganze Jahr bereiten wir uns auf diesen einen Tag vor.

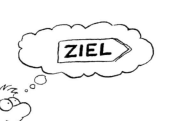

**Wer nicht weiß, wohin er will,
der darf sich nicht wundern,
wenn er ganz woanders ankommt.**
Mark Twain

Tipp: Einigen Sie sich im Team auf ein gemeinsames Ziel und bleiben Sie dran.

4.3 Ein maßgeschneidertes Handbuch für die Pflegepraxis

Zumindest Einrichtungen mit EDV-gestützten Pflegedokumentationssystemen haben eine umfangreiche (= ordnerfüllende) Gebrauchsanweisung im Regal stehen. Wenn man den Ordner hervorzieht, kommen einem meistens ein paar ungelochte Updates entgegen geflattert. Problem:

1. Die Gebrauchsanweisung ist zu umfangreich. Wo soll ich anfangen zu suchen?
2. Es gibt Kollegen, die verstehen die gar nicht. Vielleicht ist sie zu kompliziert geschrieben, vielleicht ist aber auch der Zeitdruck im Nacken ein schlechter Übersetzer.
3. Sie enthält in der Regel keine fachliche Vorgaben, denn sie wurde vom Hersteller geschrieben. Für fachliche Vorgaben ist die leitende Pflegefachkraft zuständig.

Mein Vorschlag: Ein maßgeschneidertes Handbuch zur Pflegedokumentation, das die Gebrauchsanweisung für das System, die fachlichen Vorgaben der Leitung und das Handout für die Schulungen miteinander vereint. Und so kann es entstehen:

Im Rahmen moderierter Qualitätszirkel setzen Sie sich – gemeinsam – ganz bewusst mit der Thematik auseinandersetzen und sorgen für Klarheit. Die Gelegenheit zur Vereinfachung der Pflegedokumentation im vorhandenen System beinhaltet folgende Schritte:

Schritt 1: Alle bisherigen Vorgaben zur Pflegedokumentation werden gesammelt, gesichtet, themenbezogen zusammengefasst, ggf. inhaltlich ergänzt und dann auf das Wesentliche reduziert. Als Vorbereitung für die Arbeitskreise.

In meinen Projekten setze ich mich dafür mit der Pflegedienstleitung und der Qualitätsbeauftragten zusammen. Vorab habe ich sie mindestens zwei Wochen lang alle vorhandene Vorgaben sammeln und suchen lassen. Wenn sie ihre Hausaufgaben gemacht haben, bringen sie einen ganzen Karton voll mit Standards, Dienstanweisungen und Schulungsunterlagen mit, gerne unsortiert und in doppelter und dreifacher Ausführung.

Jetzt brauchen wir Platz! Einen großen Tisch ohne Stühle, eine große Schrankwand oder eine Wand, an die man etwas kleben oder stecken darf, Schere, Tesafilm, Flipchart, Leuchtmarker, Stifte. Als erstes sortieren wir anhand der Überschriften grob in Themenbereiche, so dass aus einem Riesenstapel viele kleine Haufen werden. Wir einigen uns auf den dicksten Haufen (alle anderen werden beiseite gelegt) und nehmen ihn systematisch auseinander, Blatt für Blatt. Was Relevanz hat, wird an die Wand geklebt und schon ein wenig gruppiert, was zusammen gehört.

Dann ist der Haufen weg: Ein Teil ist schon im Papiermüll, weil er mehrfach da war oder veraltet ist und keine Relevanz hat. Der andere Teil hängt weiter strukturiert an der (Schrank-)Wand. Im nächsten Schritt schauen wir es uns genauer an.

Was ist nichtssagend? Wegstreichen.

Was ist richtig gut? Markieren.

Was ist richtig wichtig? Extra markieren.

Fehlt etwas? Sofort aufschreiben (Stichwort reicht als Erinnerung) und mit an die Wand kleben.

Tipp: Legen Sie vorab fest, welchen Umfang das Ergebnis haben darf. Weniger ist mehr!

Mit Schere und Tesafilm wird das Material immer detaillierter in seine Bestandteile zerlegt und neu zusammengesetzt. Die Inhalte werden dann in einer Textdatei zusammengeführt, abgerundet und den Arbeitskreisen als fachliche Vorgabe mitgegeben. Die PDL darf aussetzen bis Schritt 4.

2. Schritt: Die Inhalte werden auf Schulungsbausteine verteilt. Ein Beispiel:

Der Basiskurs enthält die Informationen zur Pflegedokumentation, die jeder wissen muss, der in der Pflege aktiv ist. Er sollte z.B. die von ihm erbrachten Leistungen selbst bestätigen können, zu führende Protokolle weiter führen und wissen, wie er an die Pflegeberichte kommt.

Im Aufbaukurs geht es dann schon mehr ins Detail. Vielleicht beinhaltet das die zusätzliche Erfassung von Leistungen, Vitalwerte eintragen und abrufen und Pflegedaten einsehen.

Im Zusatzkurs Pflegefachkraft geht es um Inhalte, die nur die Pflegefachkraft betrifft, wie z.B. Diagnosen und Medikamente eingeben, Verwaltungsdaten anlegen (oder auch nicht) und Krisenintervention (Sturz, Schmerz).

Themenbereiche, die viel Raum einnehmen, werden als Schwerpunkt-Schulungsbaustein ausgegliedert, z.B. Pflegeplanung, Wunddokumentation, Risikoassessments etc.
Die Schulungsbausteine sollten in 60 Minuten zu schaffen sein, sonst werden sie geteilt.

3. Schritt: Bildung und Moderation verschiedener Arbeitskreise.

Idealerweise ist jeder Wohnbereich in jedem Arbeitskreis vertreten. Im Basis- und Aufbaukurs sind Pflegehilfskräfte in der Überzahl. Aufwand: je drei Treffen à 90 Minuten innerhalb von 4-6 Wochen. Die Teilnehmer erarbeiten und beschreiben gemeinsam Wege zur Erreichung der fachlichen Vorgaben. Sie werden als zukünftige Multiplikatoren fit und stark gemacht.

Das Ziel: Eine verständliche und verbindliche Gebrauchsanweisung mit klaren fachlichen Vorgaben, auf die man sich gerne berufen darf (sowohl in Qualitätsprüfungen als auch in der Pflegevisite). Auf dessen Grundlage wird dann auch geschult, in kleinen Gruppen und von Mitarbeitern, die das gerne machen, darauf vorbereitet wurden und unterstützt werden.

4. Schritt: Die Arbeitsergebnisse werden im "Handbuch zur Pflegedokumentation" zusammengeführt, überprüft und nach bestandenem Praxistest von der Pflegedienstleitung freigegeben.

Die gemeinsam erarbeitete Gebrauchsanweisung ist das Nachschlagewerk, auf dessen Grundlage geschult, eingearbeitet und visitiert wird. Für mehr Kontinuität sollten Veränderungsbedarfe im Qualitätszirkel überprüft und beschlossen werden.

<u>Was der Entwicklungsprozess braucht:</u> Eine gute Moderation. Gut heißt: nicht selbst zu tief in der Thematik stecken, motivieren und vorantreiben können, es auf den Punkt bringen, protokollieren. Ich finde es immer hilfreich, das System nicht zu kennen und entsprechend neugierig zu hinterfragen. Auch Externe sollen das Handbuch problemlos verstehen können.

4.4 Weitere offene Punkte aus der Frustquelle

- Änderungswünsche werden nicht berücksichtigt:
  Lassen Sie sich das nicht gefallen, aber anders. - Viele Menschen verschränken ihre Arme und denken „Phh, dann halt nicht. Das kann ich mir ja wohl sparen! Passiert ja eh nichts." Das ist nachvollziehbar und eine logische Konsequenz, die sich allerdings nicht sonderlich gut anfühlt, sie macht Sie zum Opfer. Besser: Fragen Sie nach. Was ist das Schlimmste, was Ihnen passieren kann? Fragen Sie einfach freundlich nach.

„Entschuldigen Sie, ich habe darum gebeten, den Ketchup an den Rand zu geben, damit die Pommes nicht aufweichen. Hat das einen bestimmten Grund, dass Sie den Ketchup nun doch quer rüber gekippt haben?"

Das Beispiel lässt sich auf alles Mögliche übertragen, auch auf Änderungswünsche im Dokumentationssystem. Ich spinne das mal weiter:

Möglichkeit 1: „Bei uns wird der Ketchup über die Pommes gekippt, das haben wir immer schon so gemacht / das machen wir aus Prinzip so / das haben wir nicht vor zu ändern.

Möglichkeit 2: „Oh, das ist jetzt im Stress untergegangen. Soll ich Ihnen eine neue Pommes geben? Das nächste Mal passe ich besser auf."

Möglichkeit 3: (lassen Sie Ihrer Phantasie freien Lauf!)

_____

_____

_____

- Forderungen sind nicht nachvollziehbar. „Wer auch immer" kommt und sagt: „Das müssen wir zukünftig so machen!" Hinterfragen Sie das bitte, bis Sie von der Notwendigkeit überzeugt sind. Mögliche Fragestellungen:

? Wer sagt das? Welchen Stellenwert hat die Person?
? Auf welcher Grundlage fordert sie das? NACHFRAGEN. Weiter nachfragen. „Gehört" ist nichts!
? Was soll mit dieser Maßnahme erreicht werden, kurz- und langfristig?
? Ist der Nutzen größer als der Schaden? Gegenüberstellung. Hinweis: Bei dem Schulnotenbewertungssystem können wir uns kleine Patzer erlauben, wenn wir sonst stark sind.

Gibt es einen neuen „Stand des Wissens" (eine neue Leitlinie oder ein überarbeiteter Expertenstandard), dann zögern Sie nicht, ihn umzusetzen. Auch wenn Prüfinstitutionen vermutlich noch eine Weile brauchen werden, um das selbst aufzugreifen. Sie können es ja begründen, vielleicht sogar evidenzbasiert.
Tipp: Stelle merken, wo das steht. Am besten kopieren und im Prüfungsordner mit abheften.

5. Mehr Zeit für die Pflege durch eine bessere Arbeitsorganisation

5.1 Einsatz von Tourenplänen im stationären Bereich

In der ambulanten Pflege sind Tourenplänen selbstverständlich. Man kann es ja nicht dem Zufall überlassen, dass alle Klienten im richtigen Zeitabschnitt angefahren werden. Ein Beispiel aus der Pflegepraxis einer stationären Einrichtung für Menschen mit fortgeschrittener Demenz.

Beispiel: Ablaufplanung Frühdienst Haus Sonnenschein, Pflegeteam 2, Stand 01.07.2013

Tour Fachkraft 6-14 Uhr	Ablauf Tour 1 6-14 Uhr	Ablauf Tour 2 6-14 Uhr	Ablauf Tour 3 6-13 Uhr	Ablauf Tour 4 6-10 Uhr
6.00-6.15 Übergabe	6.00-6.15 Übergabe	6.00-6.15 Übergabe	6.00-6.15 Übergabe	6.00-6.15 Übergabe
6.15-07.45 PEG´s Sondenkost & H2O: Fr. XY, Fr. YZ, Hr. K Kompressions-verbände/-strümpfe: ... Frühtropfen stellen Stuhlgange kontr. Heparin + Insulin Mo: RR+BZ messen ...	6.15-6.20 Pflegewagen auffüllen, 6.20-8.00 Grundpflege:			
	Zi.207 Hr.F GP im Bett OK +ZP, IV VÜ, rasieren übernehmen **D: Di** **Zi.209 Fr.W 15min.** Geht am Rollator, Kommuniziert Toi-G.anbieten, li.Bein stark geschwollen (normal), KS anziehen GW+ Anz am WB: A +B+TÜ IV+ZP+K: A+B dann in SB in den KW begleiten **Zi. 210 Frau D** T-Gang; GW+Anz am	*auf PEGs achten (Fr. Pumpelmus)!!!* **Zi 208 Fr. G** GP im Bett ,ankleiden , Transfer mit 2PK Fr. G.in den Sessel oder Rollstuhl setzen. **Zi 212 Fr K** Pflegemittel bereit stellen und wenn gefordert unterstützen. **Zi 212 Fr. S** Kontrollgänge Hilfe bei GP anbieten **D: Sa anbieten**	**Zi.315 Fr.F** AT Strümpfe anziehen VÜ TÜ waschen im Bad TÜ ankleiden Unterkörper **D: SO** VÜ **Zi.317 Hr.S** VÜ waschen und anziehen VÜ Rasur **Trochanterhose anziehen** versteht Gesagtes unsicheres Gangbild - Rollator mitgeben Duschtag:Di Vü **Zi.318 Fr. O**	**Zi.303 Fr.R** Auf Sondenplan achten!!, nichts oral, antwortet mit ja und nein, starker Speichelfluss,OK hoch lagern GW+NHW+IV+K+MP im Bett:VÜ, L **D: So** IV: 11.50Uhr **Zi. 303 Fr.Z** Kann nicht antworten, immobil, GW im Bett+IV+NHW +K+MP+L= VÜ, IV **D: Di**
7.45-8.30 Medis verteilen				
8.30-8.55 Essen anreichen				

Mit den Tourenplänen ist die Aufgabenverteilung unmissverständlich klar. Wunderbar ergänzt wird das Instrument „Tourenplan" mit dem Einsatz von Lebensbildern, auf denen Themen, Bedürfnisse & Vorlieben der Bewohner vor Ort visualisiert werden.

Was spricht dafür?	Was spricht dagegen?
+	-
+	-
+	-
+	-
+	-
+	-

5.2 Mehr Zeit für die Pflege durch Auslagerung von Aufgaben

Rosinen aus New York: Entlastung der Pflegekräfte durch...

- ...den Einsatz von Sozialarbeitern. Sie sind zuständig für das Aufnahme- und Entlassungsmanagement, die Patientenedukation und die Angehörigenpflege.

- ...sogenannte „Schreibhilfen". Kollegen spezialisieren sich auf Assessments, Höherstufungen oder Pflegeplanungen und nehmen es anderen Pflegefachkräften ab. Die Dokumentation ist schließlich die Grundlage der Kostenerstattung und Qualitätsnachweis der Einrichtung!

Ziel: Entlastung der Pflegekräfte.

Maßnahme: eine den Fähigkeiten entsprechende Aufgabenverteilung.

Nebeneffekt: führt bei deutlich reduziertem Gesamtaufwand zu besseren Ergebnissen.

Welche Aufgaben belasten Ihren Pflegealltag?

_____

_____

_____

Wer könnte diese Aufgaben besser übernehmen?

_____

_____

_____

Wie könnte das aussehen? Was bräuchten Sie dafür?

_____

_____

_____

5.3 Neuausrichtung der Bezugspflege

Eine weitere Rosine aus New York: Die Pflegehilfskräfte sind in der Überzahl und haben am meisten Kundenkontakt. Deswegen sind sie die zu fördernden Bezugspersonen.

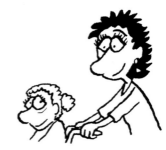

Ziel: Entlastung der Pflegefachkräfte durch Stärkung der Pflegehilfskräfte.
Maßnahme: Pflegehilfskräfte bekommen eine feste Bewohnergruppe zugeteilt.
Nebeneffekt: Bewohner und Angehörige haben einen festen, erreichbaren Ansprechpartner.

Warum nicht? Was spricht dagegen? Listen Sie Ihre Bedenken systematisch auf:

_____
_____
_____
_____
_____
_____

Hinterfragen Sie nun den Wahrheitsgehalt und markieren die drei größten Hindernisse.
Jetzt lassen Sie Ihrer Kreativität freien Lauf. Wie ließen sich die Hindernisse überwinden?
Na los, das macht Spaß! Es gibt immer einen Weg, wirklich.

_____
_____
_____
_____
_____

5.4 Weitere Energiequellen und Arbeitsorganisationstipps

Auf der Energieebene sind wir per Du, okay?

- Tipp für Tage, an denen einfach alles schief zu laufen scheint:
  Mit Papier und zwei Stiften für einen Moment zurückziehen. Kurz innehalten und drei Punkte finden (zur Not an den Haaren herbei ziehen), die heute gut gelaufen sind, für die Du dankbar bist, die Dich doch stolz gemacht haben. Es gibt immer etwas, das gut läuft. Warum zwei Stifte? An solchen Tagen funktioniert der erste Stift nicht!

- Was wünscht Du Dir? Erstelle eine Wunschliste. Wünsche haben ist etwas sehr Schönes. Wünsche haben kostet auch nichts, egal wie teuer sie sind. Genieße die Wünsche, die Du hast. Begehre einfach, was Du begehrst. Und lasse nicht zu, dass Deine Wünsche beschnitten werden. Weder von Dir, noch von jemand anderem. Warum aufschreiben? Um sie ganz offiziell zu genießen. Um sie im Blick zu haben. Um sie nicht zu vergessen.

- Für welches Thema brennst Du? Was macht Dich stolz? Oder einfach glücklich?
  Es kann jede Woche etwas anderes sein. Es ist Deine ganz persönliche Tankstelle. Erzähle anderen davon. Du darfst stolz und glücklich sein. Lass uns teilhaben.

- Aufgaben mit Zielen verbinden und greifbar machen. So kann theoretisch jeder diese Aufgabe gut übernehmen. Es ist ja nicht der Höherstufungsantrag, sondern die Höherstufung; die Erfüllung der Aufgaben fällt uns viel leichter, wenn wir das Ziel vor Augen haben.

- Große Aufgaben zerkleinern. Keine Aufgabe sollte nach mehr als einer halben Stunde aussehen. Also keine ganze Pflegeplanung auf die Liste setzen, sondern einzelne AEDL`s.

- Wunsch & Realität in Einklang bringen: Ich würde gerne...aber ist das realistisch?

& last but not least: **Das Direkt-Prinzip*:** alles nur einmal vornehmen!

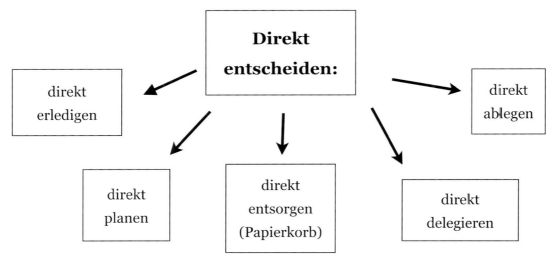

*Detlef Koenig: 30 Minuten für optimale Selbstorganisation. VNR-Verlag, 2006, S. 13

6. Das Pflegestärkungsprogramm für eine selbstbewusste Pflege

Wir sind auf Rückmeldungen angewiesen, um uns weiter entwickeln zu können. Wollen wir reflektiert werden? Geben wir Feedback? Eine persönliche Erfahrung:

Nach zehn Jahren verließ ich ein Unternehmen, in das ich mich bis zum letzten Tag gerne und aktiv eingebracht habe. In meiner letzten Arbeitswoche verabschiedete ich mich von jedem Einzelnen mit guten Gesprächen und Wünschen für die Zukunft. Ein Gespräch hat mich besonders bewegt: Eine Dame aus der Hauswirtschaft legte abschließend ihre Hand auf ihr Herz und sagte: „Bis vor kurzem dachte ich, Du wärest arrogant." Ich hinterfragte das neugierig und sie sagte: „Na ja, die anderen Damen in der Hauswirtschaft sagen das auch: Du grüßt uns nicht!" „Das stimmt nicht! Ich grüße doch jeden. Ich bin die Freundlichkeit in Person." Zum Glück dachte ich das nur und ließ es auf sich beruhen.

Schon am nächsten Tag ging mir ein Licht auf, als ich morgens um sechs Uhr in den Keller ging, um mich umzuziehen (da habe ich noch in der Pflege gearbeitet). Tatsächlich betrat ich „gut gelaunt" die Einrichtung, begrüßte freudig, wer dann im Eingangsbereich und auf dem Weg zum Keller zu begrüßen war und warf einen Blick in das Einsatzbuch. Und dann ... wurde ich äußerlich still. Die Treppe runter, den langen Flur an der Küche vorbei in den Umkleideraum, umziehen, Kitteltaschen bestücken ... in Gedanken strukturierte ich meinen Tag. Unseren Tag. Den Tag für zwei Wohnbereiche, drei weitere Pflegemitarbeiter im Frühdienst, 42 Bewohner und den Rest drum herum. Und merkte erst an diesem Tag, dass ich freundlich grüßende Kollegen einfach übersehen habe! Seit der Aussprache ist mir das nicht mehr passiert.

Warum hat mir das jahrelang keiner gesagt? Das ist schwierig mit Rückmeldungen. An dem Tag, nach einem guten Gespräch hat sie all ihren Mut zusammen genommen und ich bin ihr heute sehr dankbar dafür. In dem Moment der Aussprache wusste ich allerdings nichts damit anzufangen und habe mich darüber aufgeregt, zumindest innerlich. Gut, dass in dem Moment keine Zeit war, um das auszudiskutieren.

Seitdem gehe ich anders mit Kritik um, sowohl beim Austeilen als auch beim Einfahren. Das ist wie ein Bankeinzug, man kann es geschehen lassen und auch noch zwei Wochen später sagen: „Nein, das ist nicht richtig, das nehme ich nicht an." Ein paar Tage reichen aber meist schon, um festzustellen, dass da etwas dran ist. Und es ist so wertvoll! Eine kleine lustige Geschichte noch:

Im Bus saß eine dreiköpfige Familie vor uns, sie unterhielten sich. Die Frau hatte einen wirklich dicken, unansehnlichen Popel mitten im Gesicht kleben. Sie schauten sich beim Reden an. - Ich war drauf und dran, die Frau auf diesen Popel hinzuweisen oder ihr ein Taschentuch anzubieten. Ich habe mich nicht getraut. Es wäre eigentlich der Job ihres Gesprächspartners gewesen und nicht meiner. In dem Moment wäre es peinlich gewesen für die Frau. Noch peinlicher ist aber, dass sie wahrscheinlich den Rest des Tages mit diesem Riesenpopel im Gesicht herum lief und es erst abends beim Zähneputzen im Spiegel gesehen hat.

6.1 Persönlich weiterentwickeln mit dem Eingangskorb

Wenn wir Rückmeldungen erhalten wollen, sollten wir auch einen gedanklichen Eingangskorb dafür aufstellen. Es ist absolut menschlich, auf die Meinung bestimmter Absender zumindest gedanklich „zu pfeifen". Aber ohne Rückmeldungen bleiben wir in unserer Entwicklung stehen.

Rückmeldungen zu geben ist in unserer Branche besonders schwierig. Die Altenpflege ist ein wirklich sensibler Bereich. Das ist gut so, das muss sogar so sein. Wir brauchen diese dünne Haut, um zu spüren, wenn es den alten Menschen nicht gut geht und zu fühlen, was Menschen mit Demenz gerade brauchen. Und wenn dann die Bildzeitung mit Horrorberichten kommt oder ein Angehöriger herumpoltert, wie unfähig wir sind, weil wieder eine Strickjacke falsch gewaschen wurde, dann trifft das die meisten Pflegekräfte hart, weil sie nur diese dünne Haut haben. Das kann richtig weh tun und so hilflos machen, dass man am liebsten weglaufen würde.

Einige Pflegekräfte haben sich eine dickere Haut zugelegt und sind zur „Schwester Rabiata" mutiert. Schwester Rabiata stört es nicht, wenn böse berichtet oder unreflektiert herumgepoltert wird, sie zieht ihr Ding durch und dann macht sie Feierabend. Das Problem: Schwester Rabiata kann nicht fühlen, wenn Herr Meier Angst hat oder Schmerzen oder Hunger oder einfach gerade nur etwas zum Kuscheln braucht. Wir alle werden irgendwann zu Schwester Rabiata, wenn wir nicht regelmässig vorsichtig durchgeschüttelt und gefragt werden, ob wir noch wissen, was wir da tun – tagein und tagaus.

Bevor ich Ihnen von den Pflegetypen erzähle, die Sie wahrscheinlich genauso gut kennen wie ich, möchte ich Ihnen noch etwas mit auf den Weg geben, dass mich persönlich sehr gestärkt hat:

Grundsätzlich bist nicht DU gemeint.

Als ich das zum ersten Mal hörte, schüttelte ich meinen Kopf und legte es zum Glück trotzdem in den Eingangskorb. Wenn mich jemand anspricht und kritisiert oder wenn mich jemand ablehnt, dann bin ich doch gemeint? Nein, grundsätzlich bin nicht ich gemeint. Das, was ich getan oder nicht getan habe, wurde kritisiert. Und das ist wiederum sehr wertvoll: Ich kann mir überlegen, ob ich es abstelle oder ob ich genau das erreichen wollte. Wenn mir zum Beispiel jemand sagt, ich sei provokant, dann strahle ich ihn an und sage: „Ja, das ist richtig!" Für mich ist das positive Kritik. Ich bekomme aber auch Rückmeldungen, die ich seit der Kellergeschichte unkommentiert in den Eingangskorb lege und in meinem Herzen bewege, vielleicht können sie mich ja weiterbringen.

Natürlich wollen wir alle unheimlich kritikfähig sein. Aber sind wir das wirklich?
Wie gehen Sie mit Kritik um? Wie würden Sie gerne mit Kritik umgehen?
Haben Sie so einen Eingangskorb als Zwischenablage? Persönliche Notizen:

6.2 Pflegecasting: Das wer-ist-wer in der Pflege

Pflegeteams sind ein bunter Haufen. Nicht nur die Disziplinen ergänzen sich wunderbar; es sind auch verschiedene Typen auszumachen, die nur durch ihre Art einen wichtigen Beitrag leisten. Ich habe sie katalogisiert und Werner Tiki Küstenmacher persönlich hat sie skizziert, als würde er ihnen jeden Tag über den Weg laufen! Herzlichen Dank dafür.

Der **Killerphrasenschmeißer** schätzt sich selbst als Realist ein und sagt schon bei der Anbahnung einer neuen Idee "das geht doch gar nicht". Sein Hauptargument ist die fehlende Zeit und das fehlende Geld. Er ist nicht bereit, zu improvisieren, das hat ja schließlich sowieso kein Zweck! Wir alle tragen bei manchen Themen einen kleinen Killerphrasenschmeißer in uns.

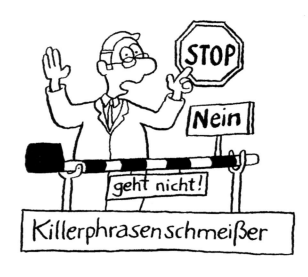

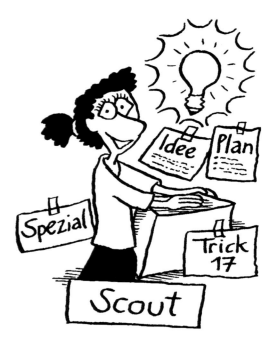

Der **Scout** ist ein neugieriges Organisationswunder, er entdeckt Talente und Ressourcen, ist energiegeladen und entwickelt neue Ideen, sucht beharrlich nach Umsetzungsmöglichkeiten und hat alles im Blick. Perfekt geeignet für die Ausbildung, kann aber ganz schön anstrengend werden; schließlich will man manchmal nur einfach in Ruhe seiner Arbeit nachgehen.

Schwester Rabiata plant nicht, sondern arbeitet alles schnell weg und fertig. Sie weiß, was für alle und jeden das Beste ist. Eigentlich arbeitet jeder gerne mit ihr zusammen. Aber will man wirklich von Schwester Rabiata gepflegt werden?

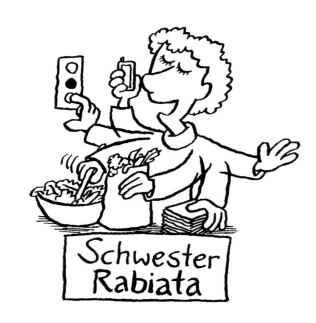

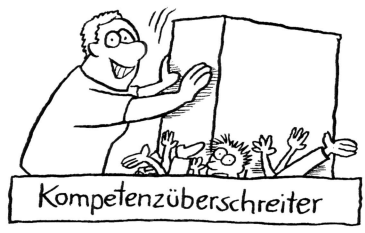

Der **Kompetenzüberschreiter** ist der heimliche Prokurist, meist ohne Examen. Er hat das Herz am rechten Fleck, praktische Ideen und schiebt vieles an. Man muss ihn gut im Griff haben, damit er nicht über das Ziel hinausschießt.

Die **Theoretikerin** weiß alles, ist sehr belesen und kann es wortwörtlich wiedergeben. Leider bekommt sie keinen Rollstuhl heil durch die Tür manövriert…

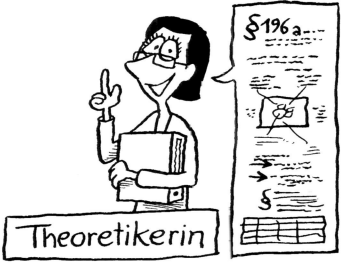

Der **Bremsklotz** meckert nicht, blockiert aber still und massiv jede Veränderung, indem sie einfach nicht umsetzt, was im Konsens beschlossen wurde. "Wir haben das schließlich immer so gemacht!"

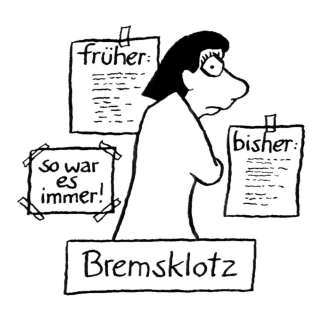

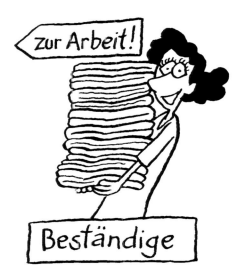

Und dann gibt es noch die **Beständige**, sie ist zuverlässig und bietet neuen und unsicheren Mitarbeitern Orientierung und Sicherheit. Motto: "Es wird nichts so heiß gegessen wie es gekocht wird" und "in der Ruhe liegt die Kraft".

Wir brauchen euch alle!
Jeder Typ hat seine Daseinsberechtigung und eine Aufgabe zu erfüllen. Gemeinsam sind sie stark.

Was sind Sie für ein Typ? Wo werden Sie von anderen gesehen?

Finden Sie es im Team heraus. Sie brauchen ein großes Blatt Papier an der Wand, die Pflegetypen, Tesafilm, Klebepunkte oder dicke Filzstifte und bereiten folgende Vorlage vor:

Pflegetyp Name	Beständige	Bremsklotz	Theoretikerin	Kompetenzüberschreiter	Schwester Rabiata	Scout	Killerphrasenschmeißer
Anne	●		●				●
Helga							
Karo							

Jeder darf pro Kollege 3 Punkte verteilen. Ich habe Anne z.B. drei Pflegetypen zugeordnet. Ich hätte auch zwei Punkte bei Beständige machen können oder alle drei, aber so eindeutig ist das bei Anne nicht - und bei hoffentlich niemanden.

Für ehrliche Rückmeldungen empfehle ich die unkommentierte Punktevergabe: Alle stehen gleichzeitig auf und legen los. Aber am besten erst, wenn sich alle darauf einigen konnten, dass die Punkte weder rückverfolgt noch diskutiert werden und auch niemand anfängt, sich für seinen Typ zu rechtfertigen. Es geht hier erst einmal um „Wie werde ich von meinen Kollegen wahrgenommen?" Das ist etwa zum Mitnehmen und im Herzen bewegen.

Will ich so sein? Hätte ich mich gerne woanders gesehen?

Wenn jemand sich womöglich ganz woanders gesehen hat, darf er Neugier zeigen und nachhaken: „Ich verstehe das nicht. Was meint ihr genau?"

Jeder hat geordnet zehn Sekunden Zeit, ein Beispiel zu nennen oder sagt „weiter", wenn ihm nichts dazu einfällt. In einer zweiten Runde hat jeder die Gelegenheit, diesbezüglich einen Wunsch zu äußern, allerdings nur als Ich-Botschaft. Beispiel: „Ich wünsche mir von Dir, dass Du so bleibst, wie Du bist / mich unterstützt beim Prophylaxen planen/Du das direkt klärst, wenn Du mit dem Dienstplan nicht einverstanden bist." Auch das wird nicht diskutiert, lassen Sie es einfach sacken.

Jedem ist es selbst überlassen, ob er sich die Rückmeldung zu Herzen nimmt und etwas ändern möchte oder ob er die Rückmeldung vom Eingangskorb in den Papierkorb verschiebt.

Wichtig: Abschließend gibt jeder jedem die Hand und bedankt sich für die ehrliche Rückmeldung.

6.3 Umgang mit vermeintlich höheren Mächten

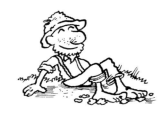

Wenn die Klienten kaum noch in der Lage sind, sich an ihre Umgebung anzupassen, dann gibt es noch einen anderen Weg: Die Umgebung passt sich den Klienten an. Dafür entwickle ich gerne mit meinen Kunden individuelle Ansätze zur Entlastung der einrichtungsspezifischen Situation. Es kommt allerdings immer der Punkt, an dem wir ins Stocken geraten: Hindernisse / höhere Mächte stellen sich in den Weg. ODER (viel häufiger) wird befürchtet, dass sich Hindernisse / höhere Mächte in den Weg stellen könnten.

Beispiele aus der Praxis:

„Das würde einiges erleichtern, aber da macht die Hauswirtschaft nicht mit."

„Eigentlich hätte ich das Zimmer gestern schon neu belegen können, aber der Hausmeister konnte es nicht einrichten. Sein Kollege ist krank, sein Praktikant hat diese Woche Urlaub und er muss noch..."

„Frau Osterholz, die Dienstzeiten brauchen Sie gar nicht anzufassen, da macht die Mitarbeitervertretung sowieso nicht mit. Bitte fassen Sie sie nicht an!"

Dann ist meine Frage: Wer hat eigentlich das Steuer in der Hand?

Warum ist das so? Sind sie stärker? Oder haben wir Angst davor, dass sie stärker sein könnten? Ich denke, das hat etwas mit Selbstbewusstsein zu tun. Und deswegen gibt es hier jetzt das Pflegestärkungsprogramm! Zunächst in Form von drei Feststellungen:

1. Eine Pflegeeinrichtung verkauft professionelle Pflege, alles andere ist Beiwerk. Ohne Pflege wäre eine Pflegeeinrichtung lediglich ein Hotel.

Wünschenswert wäre eine klare Positionierung des Pflegebereiches im Unternehmen. Setzen Sie sich dafür ein. Entwickeln Sie gemeinsam einen Slogan, der bewusst macht, was für einen Stellenwert „die Pflege" in einer Pflegeeinrichtung hat. Denken Sie sich dafür mindestens fünf Slogans aus und stimmen ab, welcher es werden soll. Stärken Sie sich gegenseitig.

_____

_____

_____

_____

2. Wenn wir weglaufen, läuft es uns hinterher. Je schneller wir laufen, desto größer wird die Wahrscheinlichkeit, eingeholt zu werden.

Noch schneller laufen? Nein. Langsamer werden, stehen bleiben, umdrehen und der Angst mitten ins Gesicht schauen.

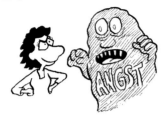

Ziel: Eigene Gefühle wahrnehmen, ernst nehmen und mit ihnen gut umgehen. Ein Beispiel:

Vor vielen Jahren bin ich die Steintreppe am Hauptbahnhof hochgestolpert, in dem morgendlichen Rush-Hour-Gewusel einer Großstadt. Ich konnte mich zum Glück sofort wieder aufrappeln, ist ja voll peinlich! Aber es hat unheimlich weh getan, in den ersten zehn Minuten dachte ich, beide Kniescheiben wären zerborsten und mein Handgelenk traute ich mich nicht zu bewegen. - Ich konnte überhaupt nur weiter gehen, weil ich die Aufmerksamkeit anderer Menschen in dem Moment nicht ertragen hätte. Noch Jahre später erscheint diese Erinnerung nur bei dem Gedanken an Hauptbahnhof und Steintreppe. Ich habe Angst davor, die Treppe hoch oder runter zu fallen.

Diese Angst schützt mich vor neuen Stürzen und das ist gut so. Diese Angst hätte mich dazu bringen können, Steintreppen und treibende Menschenmassen zu meiden, aber das würde mich wirklich einschränken. Stattdessen nehme ich die Hände aus den Taschen und eine schwebt immer über dem Geländer, das ich schnell packen kann, wenn ich doch ins Trudeln komme. Das gibt mir Sicherheit und nimmt mir die Angst.

Haben Sie ähnliche Erfahrungen? Wie gehen Sie damit um?
Überlegen Sie sich ganz unverbindlich und gerne mit ein wenig Spaß drei weitere Umgangsweisen.

___

___

___

3. Neugier ist ein echter Zaubertrank.

Ist das Hindernis schon da? Oder befürchte ich bloß, es könnte kommen? Wie groß ist es wirklich?
Ziel: Auf den Weg machen und sich nur von echten Hindernissen aufhalten lassen.

„Ich möchte an einen bestimmten Ort. Ich muss mit Steintreppen auf dem Weg rechnen, aber ich will ja an diesen bestimmten Ort. Also versuche ich mir keine Gedanken zu machen, bis die Steintreppe tatsächlich in Reichweite ist. Und wenn sie kommt, weiß ich damit umzugehen."

Wenn das Hindernis wirklich in Reichweite ist: Identifizieren Sie es. Schauen Sie es sich mit ganz viel Neugier an. Ist es hart? Wie groß ist es in Wirklichkeit? Welche Rechte hat das Hindernis?

Darf eine Steintreppe mir die Freiheit nehmen?

Hat die Haustechnik das Recht, eine Aufnahme zu verzögern?

Kann die Hauswirtschaft bestimmen, wann unsere Bewohner ihre Mahlzeiten einnehmen?

Ist es richtig, Tag für Tag wertvolle Pflegezeit zu entsorgen, nur weil die Mitarbeitervertretung „aus Prinzip dagegen" ist?

Denken Sie daran: Sie sind doppelt stark, wenn Sie sich für die Rechte von Menschen mit Demenz oder andere wehrlose Menschen einsetzen!

Eine Strategie zum Umgang mit „höheren Mächten" im Alltag

- Sie haben im Team ein Slogan entwickelt, der sich gut anfühlt und Sie für die nächste Auseinandersetzung zu stärken weiß.
- Positionieren Sie ihn (oder ein Symbol dafür) am Spiegel über dem Waschbecken im Dienstzimmer.
- Wenn Sie merken, wie Sie weich werden und der Harmonie wegen freiwillig den kürzeren Streichholz ziehen wollen, geben Sie sich einen Ruck und die Chance auf den Gewinn. Dafür heben Sie entschuldigend die Hände und verschwinden am Handwaschbecken.
- Am Handwaschbecken holen Sie tief Luft und schauen sich selbst im Spiegel fest in die Augen. Zwinkern Sie sich zu, lachen sich an und sagen sich den Slogan mitten ins Gesicht.
- Machen Sie Ihren Rücken gerade, Brust raus und treten so gestärkt und entschlossen Ihrem Hindernis gegenüber.
- Tipp 1: Schaffen Sie Mitwisser: „Ich gehe jetzt da raus und sage ihm, dass das nicht in Ordnung ist..."
- Tipp 2: Wenn Ihnen das Ergebnis gefällt (Sie den längeren Streichholz gezogen haben oder ganz nahe dran waren): Feiern Sie es! Sie dürfen stolz sein. Schon allein der Versuch ist ein großer Fortschritt.

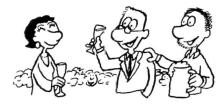

Fällt Ihnen spontan eine immer wiederkehrende, verfahrene Situation ein, die Sie zukünftig anders gestalten wollen? Beschreiben Sie sie kurz und stellen sich vor, wie das in Zukunft laufen wird.

_____

_____

_____

_____

Zu mir

In meiner Tätigkeit geht es hauptsächlich darum, Menschen für Veränderungen zu begeistern. Ich arbeite gerne mit Visionen, denn sie geben eine Richtung vor und sind damit die beste Grundlage für eine erfolgreiche Zusammenarbeit. Der Blick über den Tellerrand und die anschließende Rückkehr in meinen Arbeitsalltag als Coach und systemische Organisationsberaterin sowie zahlreiche Vorträge, Klausuren und bewegte Diskussionen sind die Grundlage meiner Ideen.

Meine auswärtigen Erfahrungen sammelte ich im Rahmen des Internationalen Hospitationsprogramms Pflege und Gesundheit der Robert Bosch Stiftung. Einen Monat war ich in der New Yorker Pflegeszene unterwegs und besuchte fünfzehn Institutionen für alte Menschen.

Ich glaube an den Umschwung in der stationären Altenhilfe. Das ist meine Welt und ich bin für sie da. Es gibt immer einen guten Weg. Manchmal dauert es etwas länger, ihn zu finden. Manchmal finden wir ihn nur mit Unterstützung. Aber wenn wir weiter suchen, wenn wir ihn wirklich finden wollen, dann werden wir ihn finden!

Mit der Haltung eines Coaches gestalte und begleite ich Lern-, Entwicklungs- und Veränderungsprozesse. Wenn gewünscht bringe ich in diesen Prozess meine Erfahrung als Person, Pflegeexperte, Führungskraft oder Beraterin ein. Auf welchem Weg darf ich Sie begleiten?

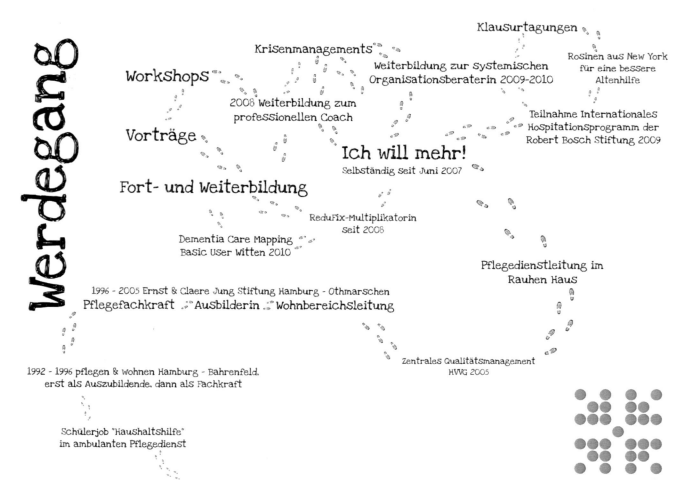